Harald Körke,

Die Kräuter des langen Lebens.

Geheimnisse und Rezepte der Alten und Uralten auf der Insel La Palma

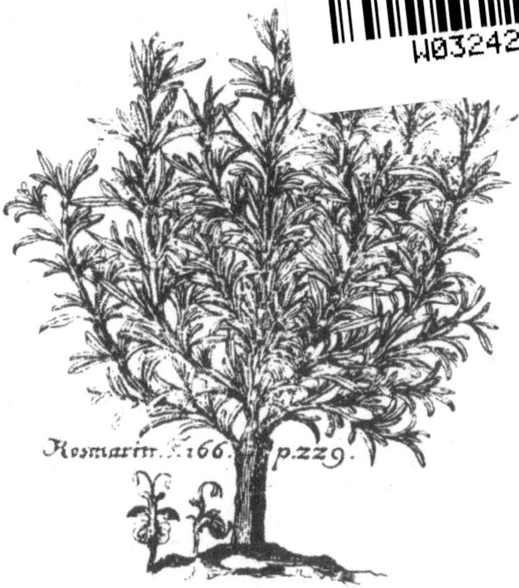

Harald Körke

Die Kräuter des langen Lebens

Geheimnisse und Rezepte der Alten und Uralten auf der Insel La Palma

konkursbuch
Verlag Claudia Gehrke

Für meine sanfte Gefährtin Alwine.

Inhalt

Erster Teil

Zweiter Teil

Dritter Teil

Vierter Teil

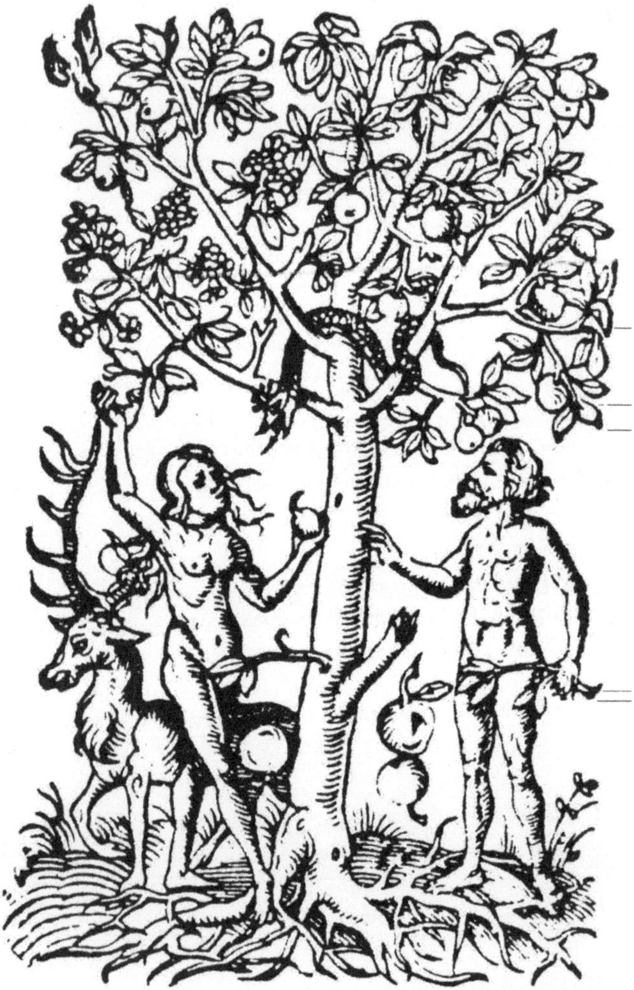

Ein Wort zuvor

Hin und wieder, wenn ich durch die kleine Ortschaft Los Llanitos, oben in der Breña, gekommen bin, habe ich in die Werkstatt von Andrés hineingeschaut, um „Guten Tag“ zu sagen und um ein paar Worte mit ihm zu reden. Wir kannten uns fast fünfzehn Jahre lang und mochten uns gern. Andrés repariert die Blechschäden von Autos, und ich habe das Gefühl, er ist dadurch wohlhabend geworden, denn es gibt täglich mehr Autos auf der Insel und dementsprechend auch täglich mehr Unfälle.

Ich rede gern mit Andrés, er ist ein intelligenter und aufgeweckter Mann. Ich finde, dass er einen guten Durchblick hat. Das unterscheidet ihn von vielen seiner Generation auf der Insel.

Andrés ist Mitte vierzig. So wie er arbeitet, mit Sprühlacken und ohne Schutzmaske, wird er bestimmt später nicht zu den Alten und Uralten der Insel gehören, zu jenen also, über deren Lebensweise und Lebensgeheimnisse in diesem Buch berichtet wird. Er hat jedoch auf der anderen Seite eine ziemlich klare Vorstellung davon, warum die Alten und Uralten auf dieser Insel so alt werden und geworden sind:

„Ich glaube", hat er einmal auf meine Fragen geantwortet, „es liegt vor allem an dem, was sie gegessen haben und wie sie es gegessen haben. Auch daran, natürlich, wie sie gearbeitet haben und unter welchen Bedingungen." Da saßen wir vor seiner Werkstatt in der Sonne und schauten zu, wie ein Bauer gegenüber seine Kartoffeln mit Gift bespritzte. Der Geruch kam bis zu uns herüber.

„Essen? Wieso?"

„Sie haben damals gegessen, was das Land gab. Nicht wie wir Leute von heute, die Konserven essen und Eingemachtes."

„Gofio? Ziegenmilch und Ziegenkäse?"

„Genau. Und was sie gegessen haben, ging sofort wieder für die Arbeit weg und so. Ich meine, sie hatten nie zu viel zu essen und sie mussten die Kalorien sofort wieder in Arbeit umsetzen, weil sie was zu essen brauchten. Es gab ja auch keine Autos. Wer wohin wollte, ging zu Fuß."

„So einfach ist es, alt zu werden, Andrés?"

„Natürlich nicht. Es kam noch vieles dazu. Was sie aßen, war damals noch nicht mit Giften besprüht." Er zeigte auf die andere Straßenseite und spuckte aus. „Und der Boden wurde mit Mist gedüngt. Kein Phosphat, kein Nitrat. Selbst der Tabak, weißt du ..."

„Der entsetzlich stinkende Picadura, Andrés?"

„Picadura, ja. Aber da war kein Gift dran, nix. Keine Chemie. Das war reiner Tabak, selber fermentiert sogar."

Ich weiß, dass der Picadura damals im Misthaufen fermentiert wurde. „Die Leute damals wurden also nicht einmal von diesem Tabak krank. Würdest du das so sagen, Andrés?"

„Nicht unbedingt. Es gab auch damals Krankheiten, die jeder bekommen konnte. Sagen wir mal, Blinddarmentzündung und so etwas war sehr gefährlich. Daran starb man noch. Auch Tuberkulose gab es damals, und dagegen war kein Kraut gewachsen."

„Kraut, Andrés. Wieso Kraut?" Ich ahnte, dass wir jetzt in die Nähe des Themas kamen, das auf der Insel auch heute noch das Gesundheits-Thema Nummer 1 ist. Ich wollte ihn weiterlocken.

„Du weißt ja selbst. Auf dieser Insel haben die Leute früher mehr den Kräutern getraut als den Ärzten. Mit Kräutern haben sie alles geheilt, was nicht das Messer benötigte, also die Operation."

„Und das funktioniert?"

„Es gibt für jede Krankheit ein Kraut. Für Grippe, für die Nieren, für die Leber, für den Magen, für alles."

„Na gut. Mal angenommen, es hilft und heilt. Aber ist es nicht egal, womit ich eine Krankheit heile? Ob mit

Kräutern oder mit modernen Medikamenten aus der Apotheke? Die helfen doch auch.“

„Quatsch. Moderne Medikamente bringen oft mehr Schaden als Nutzen. Du kurierst das eine und machst etwas anderes kaputt. Wenn ich die Nerven beruhigen will, und das macht mir vielleicht die Leber kaputt, was habe ich dann davon? – Wenn ich schlafen will und brauche dann am nächsten Morgen was, um überhaupt wieder richtig wach zu werden, ist das gut?“

„Kräuter helfen und heilen also auf sanfte Art, ja?“

„Auf sanfte Art, das ist es. Und da ist noch was: Meine Mutter hat uns immer Kräuter gegeben, auch wenn wir nichts hatten. Weißt du, die hat uns nach Möglichkeit gar nicht erst krank werden lassen. Das ist nämlich der Unterschied zu den modernen Pillen und so: Die Kräuter halten dich gesund. Und weil sie dich gesund halten, lebst du lange.“

Gespräche wie diese mit Andrés und anderen haben dazu beigetragen, dass ich Lust bekam, ein Buch über die Kräuter-Heilkunst auf der Insel La Palma zu schreiben.

Heilkräuter werden auch auf den anderen Kanarischen Inseln gern benutzt. Auf El Hierro und auf La Gomera ist man genau so felsenfest überzeugt davon, dass die Kräuter Gesundheit und langes Leben schenken. Und auf den großen Inseln Tenerife und Gran Canaria ist es nicht anders. Wenn überhaupt, dann bietet sich La Palma deshalb ganz speziell an, weil das die fruchtbarste und grünste Insel der Kanaren ist. Und weil in diesem fruchtbaren Umfeld die Menschen noch vor wenigen Jahrzehnten in sehr enger Verbindung mit der Natur gelebt haben. Bevor man anfing, sie dafür auszulachen, und bevor man ihren Kindern empfahl, vom Tourismus zu leben statt von ihrer Erde. Bevor man anfing, Bauernsöhne zu Kellnern zu machen und Bauerntöchter zu Zimmermädchen

Mein Dank gilt allen, die mir bei der Arbeit zu diesem Buch geholfen haben, sei es durch Ermutigung, sei es durch Beiträge. Ganz speziell sage ich daher meinem Freund Andrés Dankeschön, sowie Ana und Doña Areli, die im Nordwesten der Insel, in Puntagorda wohnen oder wohnten, wo auch heute noch die heilenden Kräuter zum täglichen Leben gehören. Von ihnen kamen die Interviews mit den Uralten von Puntagorda. Viele der Kräuter und ihre Anwendungen sind auch in dem Buch von Talio Noda Gomez katalogisiert, dem ich wertvolle Anregungen verdanke. Amelia Sanchez von der Universität Madrid hat mir viel von ihrer Zeit geschenkt, um in alten Büchern Quellen zu finden, nach denen ich suchte. Ihnen allen meinen Dank.

Negrar bei Verona, im Februar

Erster Teil

Dummheit auf den ersten Blick

Auf den ersten Blick sieht die Insel La Palma aus wie viele andere Plätze auf der Welt – wie sie heute geworden ist:

Durch die Straßen der kleinen Hauptstadt stinken sich die Autos hindurch. Aus den Abflüssen riechen an warmen und an nassen Tagen die ungeklärten Abwässer auf ihrem kurzen Weg zum Strand und zum Meer, in dem die Kinder baden. Motorräder lärmen aus ungedämpften Auspuffrohren und feiern die Orgien der neuesten Umweltverpestung durch Lärm. Lautsprecherwagen bieten grölend Fisch und Fußballspiele an.

An den Bars stehen die Männer und ruinieren sich Leber und Hirn mit Whisky oder Gin. An der Ecke zur Avenida neben der Diskothek stehen junge Menschen ohne Ziel und Hoffnung herum und warten auf den Drogenlieferanten.

Kinder greinen nach Süßigkeiten, bekommen sie, damit sie still sind, stopfen sie in sich hinein und spülen sie mit überzuckerter Cola runter.

Mütter lassen sich für ihre Kinder von Ärzten verschreiben, was auf den Rezeptblock geht, lassen sich in der Apotheke umfangreiche Arzneimittelpakete packen, behandeln Schnupfen mit Breitband-Antibiotika. Wenn ein Arzt sich weigert zu verschreiben, tut's der andere.

Von Früh an übernimmt der Fernseher in den Häusern das Kommando. Zuerst sitzen die Kinder davor, später gesellen sich die Mütter hinzu, wenn's Fußball gibt, auch der Vater. Sonst trinkt er mit den Kumpels noch ordentlich eins und kommt gerade rechtzeitig nach Hause, um vor dem Schlafengehen Schweinebraten mit Pommes frites zu essen.

Die Vierzigjährigen haben sich einen Bauch angefressen, sie sehen älter aus. „So alt wie du aussiehst, wirst du bestimmt nicht", könnte ein guter Witz in der Stadt sein.

Die Fünfzigjährigen haben Gehbeschwerden, sie sind kurzatmig. Krampfadern sind bei den Frauen in der Stadt üblich.

So zeigt sich die Insel auf den ersten Blick. Ein Platz wie viele andere auf der Welt. Ziemlich kaputt. Ziemlich auf der Rutsche. Hinschauen lohnt nicht. Oder tut weh. Wehrlose und verführte „Dritte Welt" mit übergestülptem Industriewelt-Lebensstil und Tourismus.

Auf den zweiten Blick siehst du eine andere Insel. Wenn du in die entlegeneren Gegenden kommst, wenn du der Stadt den Rücken kehrst und die Dörfer an den Berghängen besuchst, erlebst du die Insel, wie sie überall einmal war. Es ist, als würfest du einen Blick in die Vergangenheit. Und hier ist, was diese Vergangenheit zeigt:

Auf einer Mauer an der Wegecke liegt, von einem Stein festgehalten, eine Todesanzeige. „Der HERR hat Juan Cabrera Pérez zu sich genommen. Er ruhe in Frieden. Er wurde 91 Jahre alt."

Die Entdeckung auf dem Land und auf den zweiten Blick ist, dass die Alten so unglaublich alt werden. Wenn auf dem Land einer in den Sechzigern stirbt, bevor er siebzig ist, dann sagen die Leute: „Und er war doch noch so jung! Noch ganz neu!"

Ab Fünfundsiebzig hatte er seine Jährchen auf dem Buckel. Er ist früh gestorben, gewiss, aber nicht jeder kann so alt werden, wie er es von Natur aus eigentlich sollte; wie der HERR, der auf der Insel immer respektvoll großgeschrieben wird, es eigentlich wollte.

Auf dem Land, in den kleinen Dörfern und Flecken am Hang der Berge, stirbt man ab achtzig. Ab neunzig geben sie zu: „Milagros Rodríguez Gonzales ist ziemlich alt geworden. Aber hundert hätte sie auch noch werden können, wenn der Esel sie nicht getreten hätte." „Und wenn man sie nicht ins Krankenhaus gebracht hätte, Nachbarin, ins Krankenhaus, wo keiner lebend rauskommt! Hast du gehört, da sollen sie ihr einen Schlauch in die Nase gesteckt haben!"

Auch in der Stadt gibt es diese Methusalem-Aspiranten. Meist sind es solche, die auf dem Land geboren worden sind, solche, die Kindheit, Jugend und wichtige Jahrzehnte dort verbracht haben. Oft sterben sie nach ihren Söhnen und Töchtern. Nicht selten nur wenig vor ihren Enkeln.

Die fröhliche Uralte, die in Las Ledas in der Breña jeden Tag zum Kaufmann humpelte, als ich das Buch begonnen hatte, war da dreiundneunzig Jahre alt geworden. Sie ist nicht mehr ganz gut auf den Beinen, denn als sie fünfundachtzig war, hat der Autobus sie umgefahren. Seitdem braucht sie einen Stock. Seitdem horcht sie mit Ohren wie ein Hase nach Geräuschen hinter sich und tritt so schnell sie kann beiseite, wenn ein Auto den Weg herunterkommt. Auf die große Straße geht sie nicht mehr. „Nein, nein!“, sagt sie. „Nachher fährt mich der Bus noch mal um und dann humple ich auch auf dem anderen Bein.“ Dass sie dabei zu Tode kommen könnte, daran denkt sie nicht. Sie denkt überhaupt nicht an den Tod. Warum auch, so gut in Form, wie sie ist? Wer wird da schon ans Sterben denken?!

Wenn sie lebhaft redet und lacht, zeigt sie eine Menge eigener Zähne. In Äpfel beißt sie noch hinein wie das Fotomodell im Fernsehen, und von Paradontose ist da keine Spur. Ihre sechsundachtzigjährige Schwester ist für sie noch ein halbes Kind: „La chica soll sich aber warm anziehen, wenn sie die Ziege melken geht.“

La chica heißt: Die Kleine.

In einem anderen Dorf, acht Kilometer weiter nach Norden, in Tenagua, nahe dem Barranco de los Cuervos, leben zwei Uralte in Sünde. Jeden Mittag um eins, wenn Begonia ihr Lebensmittellädchen schließt, kommt Ludovigo durch die Küchentür zum Knutschen. Zusammen sind sie in diesem Jahr 161 Lenze alt geworden. Sie ist fast noch minderjährig im Vergleich zu ihm.

Knappe siebenundsiebzig.

Lange bevor in Westeuropa und in den Vereinigten Staaten die Lebenserwartung der Menschen auf über 75 stieg und die Zahl der Pflegefälle gegen 100%, wurden auf dieser Insel die Menschen gut und gern so alt, oft 10 Jahre älter, bisweilen legten sie noch ein Jahrzehnt drauf. Darf' s etwas mehr sein? – Es durfte.

Im Allgemeinen gingen und gehen diese Uralten bis zu ihrem Tod einer Beschäftigung nach. Im Allgemeinen legen sie eines Tages das aus der Hand, womit sie gerade beschäftigt waren, die Hacke oder den Besen, legen sich ins Bett und schlafen friedlich für immer ein. Sie verlöschen wie eine Kerze, nachdem sie ihre fünfundachtzig oder fünfundneunzig Jahre erreicht haben. Wahrscheinlich haben sie am Abend vor dem Zubettgehen gegessen wie eh und je. Vielleicht ein bisschen weniger, denn auch die Arbeit war letzthin weniger geworden, und ohne Arbeit hatte man keinen rechten Appetit. Am nächsten Nachmittag lag die Todesanzeige in dem Kaufmannsladen an der Ecke oder auf der Mauer am Weg: „Der HERR hat Josefina Rodríguez Hernandez zu sich genommen. Friede ihrer Seele! Sie wurde 91 Jahre alt."

Was hat diese Alten so alt gemacht? Du blickst, wenn du nach einer Antwort suchst, in keine sehr ferne, keine sehr nebelhafte oder sogar sagenumwobene Vergangenheit. Die Sache ist noch überschaubar. So Anfang oder Mitte der 1970er Jahre war das Leben auf der Insel noch vollkommen anders. Man hätte nicht geglaubt, dass es sich um dieselbe Insel handelt, die man heute sieht. In diesem Anderssein liegt das Geheimnis der vielen Uralten der Insel.

In der Veränderung seit dieser Zeit hingegen liegt der Grund für den schlechten Gesundheitszustand ihrer Kinder und Enkel, auch für die ganz „normale“ frühe Sterblichkeit der Städter und für ihr Hinkränkeln auf den Tod zu.

Was hat sich in den Jahren geändert? – Was war es, das vor dreißig, fünfzig oder siebzig Jahren den Menschen der Insel Gesundheit und Vitalität für acht oder neun Lebensjahrzehnte gab?

Die folgenden Kapitel berichten darüber. Sie enthalten vielleicht den Schlüssel dazu, wie wir alle eine Hauch von diesen biblischen Zuständen zurückbekommen, wie wir wenigstens einen Zipfel davon erhaschen können. Möglicherweise wollen Sie nicht neunzig Jahre alt werden wie ich. Aber achtzig Jahre und gesund dabei wäre ja auch schon was. Vor allem gesund, nicht wahr?

Essen wie im Alten Testament

Der wichtigste Teil dieses Ausflugs in die Vergangenheit wird von vorbeugenden und heilenden Kräutern handeln. Und davon, wie und auf welche Art diese Kräuter den Alten und Uralten halfen, wenn sie einmal krank waren. Oder vorbeugen halfen, wenn sie keine Lust hatten, krank zu werden. Und sie hatten weiß Gott keine Lust, krank zu werden. Wir werden später sehen, warum sie es sich beim besten Willen auch gar nicht leisten konnten.

Zu den Kräutern gehörte aber noch etwas anderes. Heute würden wir es Lebensstil nennen. Damals nannte man es das Leben schlechthin, denn auf den Dörfern lebten alle gleich, aßen und tranken alle gleich. Und sie aßen, als ob ihre Kochrezepte aus der Bibel kamen.

Es waren gleichzeitig wohl auch die kürzesten und einfachsten Kochrezepte der Welt. Alles, was sie aßen, ließ sich in wenigen Sätzen zu Papier bringen: Ziegenmilch und Ziegenkäse. Eintopf. Mal ein Huhn. Mal ein Kaninchen. Einmal im Jahr wurde ein Schwein geschlachtet, gegessen oder eingesalzen. Gofio.

Die Ziegen kamen von der Kräuterweide oder die Kräuterweide kam zu den Ziegen als frisch geschnittenes Futter. Die Kaninchen fraßen ähnlich gut. Die Hühner liefen frei herum und suchten sich, was sie brauchten.

Ein bisschen Mais wurde zugefüttert. Das Schwein wurde wie ein Schwein behandelt, und das heißt: Wie ein Mensch. Es bekam nichts zu fressen, was nicht auch für Menschen genießbar gewesen wäre. Nur mehr davon und schlichter zubereitet. Noch schlichter.

Auf geheimnisvolle Weise hatten die Leute von damals herausgefunden, dass das Schwein dem Menschen ähnelt. Sie hatten es lange vor den Wissenschaftlern herausgefunden, die daraus auch anderen Nutzen zogen: Experimente. Vivisektion. Schießversuche für die Armee. Arme Schweine!

So sah die Speisekarte auf der Insel vor hundert Jahren aus. Vor vierzig Jahren sah sie auch noch so aus. Heute wird selbst in den abgelegenen Dörfern oft die Konserve als Fortschritt und als Wohlstandssymbol gefeiert.

Frühstück: In eine große Schale kommt eine Handvoll Gofio. Mit der Schale geht es unter das Euter der Ziege. Stripp-strapp-strull!

2. Frühstück: Ein Stück Ziegenkäse und frisches Brot. Der Ziegenkäse ist mit Kräutern geräuchert, das Brot ist im Ofen gebacken, das Mehl ist so gemahlen, dass alles drin geblieben ist. – Früchte von jenen, die gerade reif am Baum hängen.

Mittagessen: Puchero. Im Puchero ist alles drin, was der Garten hergibt: Alles Gemüse, alle Kräuter. Zum Extrawürzen ein Stück Fleisch. Sonntags kommt ein Huhn in den Puchero. Sonntags gibt es vorher ein Kaninchen in scharfer Soße, die Mojo heißt. Jeden Tag gibt es dazu Gofio. Der Puchero ist der große Eintopf, der in den Dörfern gegessen wird. Der Nachtisch wird vom Baum gepflückt.

Imbiss am Nachmittag: Gofio mit Bananen. Oder Gofio mit Honig. Oder Gofio mit irgendetwas, alles geht mit Gofio, Gofio geht mit allem.

Abendessen: Kartoffeln oder Süßkartoffeln. Und Ziegenkäse. Und Gofio. Und ein gebratenes Ei. Oder zwei. Und einen Löffel vom Puchero. Und einen Kanten vom Brot. Und ein paar Grieben vom Schwein. Und einen Schluck Wein. Und Früchte, Mandeln, Nüsse, Feigen.

Gegen den Durst: Wasser. Sauberes, klares Wasser. Wasser, das richtig gut schmeckt, wie ein Getränk, nicht wie eine Flüssigkeit. Durst auf Wasser ist den Menschen auf der Insel angeboren. Noch heute gehen die Kinder an die Bar der Cafeteria und sagen: „Ein Glas Wasser, bitte!“ Sie wissen nicht, was sie tun, denn das Wasser ist mit Chlor beladen und inzwischen mit Rückständen von Düngemitteln und Pestiziden verseucht.

Das also war der Speisezettel auf den Dörfern der Insel bis in die siebziger Jahre hinein. Er änderte sich das ganze Jahr über nicht. Höchstens dadurch, dass es manchmal manches nicht gab.

Auf den ersten Blick scheint das eine ziemlich langweilige Speisekarte zu sein. Auf den zweiten Blick auch. Auf den dritten Blick stellen wir fest:

Langweiliger geht es eigentlich nicht. Wo sind die Marmeladen, der Kaffee, der Zucker? Wo sind die Konserven, die praktischen Dosen und Fertiggerichte mit den verführerischen Aufklebern? – Die Single-Menüs und das Gefriergetrocknete? – Wie konnte man so primitiv überhaupt existieren? – Aus der Sicht der heutigen Zeit scheint die Frage normal. Aus anderer Sicht zeigt sie, dass wir uns von der Normalität menschlicher Ernährung inzwischen weit entfernt haben: Die Menschheit hat – vorausgesetzt, dass es ihr gut ging und dass ihr nichts abging – seit Jahrtausenden so gelebt, wie die einfachen Menschen der Insel La Palma noch gestern lebten, wie einige noch heute leben. Sie hat diese einfachen Dinge zwischen die Zähne genommen, und es hat ihr Vergnügen bereitet. Und den Zähnen auch. Und der Leber und der Galle und den Nieren. Und nur, wenn es an diesen Basislebensmitteln fehlte, ging es den Menschen schlecht. Damals verhungerten sie manchmal oder verkümmerten, weil sie diese Dinge nicht hatten oder nicht genug davon.

Heute verhungern und verkümmern wir auch, aber aus einem anderen Grund: Heute verhungern und verkümmern wir, obwohl wir dick und rund aussehen, weil wir diese Dinge nicht mehr haben. Weil wir alles haben, nur nicht mehr das Richtige. Nur nicht mehr das, was wir brauchen, um unseren wirklichen Hunger zu stillen. In Westeuropa werden wir heute satt. Meistens zu satt. Und trotzdem haben wir Hunger. Wir haben Hunger, und wir wissen es nicht. Wie kann man hungern, wenn man hundert Kilo Fleisch im Jahr in sich hineinpackt?

Oder wissen wir es doch? – Geht es deshalb mit uns gesundheitlich bergab? – Gehen wir deshalb auf die Spurensuche in die Vergangenheit? – Schauen wir deshalb zurück, um zu sehen, ob es damals besser war? – Und war es damals besser?

Die Wahrheit ist die: Es war damals durchaus nicht immer und überall besser. Es war damals an vielen Plätzen und unter vielen Bedingungen sehr viel schlechter. Dort, wo sich große Menschenmengen zusammenballten, war es schlechter. Dort, wo die hygienischen Bedingungen unbefriedigend waren, war es schlechter. Dort, wo das Land nichts mehr hergab, war es schlechter.

Es gab aber damals Plätze, an denen alles sehr viel besser war. Als auf dieser Insel La Palma die Alten und die Uralten Kinder waren, Kinder oder junge Menschen, herrschten dort alles in allem Lebensbedingungen, nach denen wir heute wieder suchen, sogar verzweifelt suchen. Beispielsweise: Essen wie im Alten Testament.

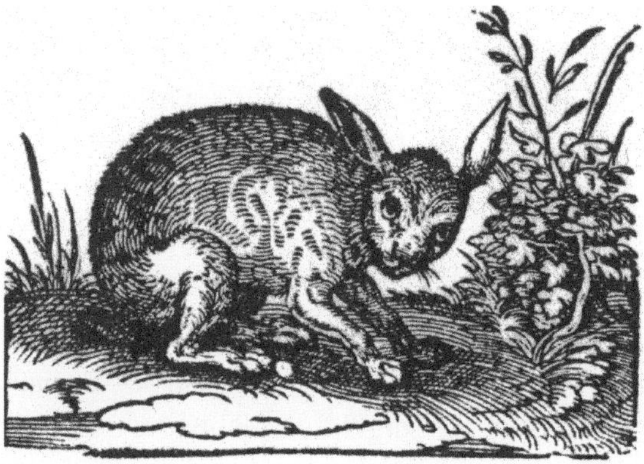

Was ist das eigentlich, dieser Gofio?

Auf dem Speisezettel der Insel taucht immer wieder der Gofio auf. Was ist das eigentlich für eine Götterspeise? Oder für ein Teufelszeug?

Götterspeise nennen den Gofio alle, die mit ihm geboren sind. Teufelszeug oder schlechthin Schlangenfraß die, die später mit ihm in Berührung kommen.

Gofio sind geröstete und zu Pulver gemahlene Zerealien. Man isst ihn noch heute auf der Insel gern. Manche der Liebeserklärungen an den Gofio sind Lippenbekenntnisse, aber in den Dörfern und Flecken am Hang der Berge heißt es heute noch zur Mittagszeit: Lasst uns zum Gofio gehen! – Vamos al gofio!

Gofio findet man heute noch in allen Supermärkten. Er soll die Speise der Ureinwohner gewesen sein. Die Ureinwohner sind derzeit bei den Städtern populär, weil man meint, etwas von ihnen zu haben, uneingestandene Sehnsucht vielleicht nach dem verlorenen Goldenen Zeitalter. Was immer es sein könnte, was die modernen Städter von den Ureinwohnern haben, die Gesundheit ist es jedenfalls nicht.

Der Gofio in den Supermärkten ist aber auch schon ein Industrieprodukt. Richtiger Gofio war immer hausgemacht. – Richtiger Gofio war nicht ein einziges Getreide. Er war alles, was es gab: Weizen und Roggen und Hafer und Gerste. Und Weiße Bohnen. Und Mais. Und Saubohnen. Bestimmte Wurzeln wurden früher auch geröstet:

Farn zum Beispiel, wenn Knappheit herrschte.

Geröstet wurde in einem großen, flachen Tongefäß auf einem offenen Feuer aus aromatischem Holz. Die Frau des Hauses hockte auf einem kleinen Schemel vor der Pfanne und dem Feuer. Sie nahm sich viel Zeit beim Rösten. Manchmal murmelte sie Geheimnisvolles bei ihrer Tätigkeit, so wie sie ein Kreuz in die Ziegenmilch machte, die zum Käse gerinnen sollte.

Mit dem gerösteten Getreide ging es zur Gofio-Mühle. Aus der Mühle kam das duftende Mehl. Die wirkliche Liebe zum Gofio muss in seinem Aroma liegen: Nichts auf der Welt duftet so verführerisch wie frisch gemahlener Gofio.

Der Sack kam in die Speisekammer. Eine kleine Familie verbrauchte leicht so ein 25-Kilo-Säckchen Gofio in 14 Tagen. Er war schnell weg, und das war gut so, denn länger war er nicht frisch. Danach war es an der Zeit, das Feuer aus aromatischem Holz wieder zu entfachen und die große Tonpfanne draufzustellen.

Es gibt keinen Alten oder Uralten auf der Insel, der nicht davon überzeugt ist, dass der Gofio etwas damit zu tun hat, dass er so alt geworden ist. Und so gesund geblieben ist. Und keinen, der nicht überzeugt davon ist, dass er ihn täglich mehrere Male in sich hineinstopfen muss, um weiter gesund und am Leben zu bleiben. Einiges spricht dafür, dass er recht hat.

Sind Sünder gesünder?

Wir wissen heute, dass viele Dinge, die wir konsumieren, schädlich sind. Wir wissen das vom Fabrikzucker, vom gebleichten Mehl und von den mit Chemie und Zusätzen verfälschten Konserven.

Wir wissen es auch von dem gespritzten und dadurch gifthaltigen Obst und Gemüse. Wir wissen es von dem mit Wachstumshormonen traktierten Schlachtvieh, von den in Dunkelheit aufgefütterten und mit Antibiotika am Leben gehaltenen Kälbern. Wir wissen das vom Schweinefleisch, das im Urteil vieler, die es wissen müssen, eine Schweinerei ist.

Wir wissen, dass die Luft, die wir atmen, nichts mehr taugt, dass wir eigentlich heute schon in manchen Gegenden der industrialisierten Welt eine Gasmaske tragen müssten, und selbst die würde nicht mehr viel helfen.

Wir wissen, dass das Wild und die wilden Früchte, also Pilze und Beeren zum Beispiel, bisweilen radioaktiv verseucht sind, und wir essen so etwas eigentlich nur noch, weil wir nicht mehr daran denken und glauben und hoffen, dass nicht jeder Hase und jeder Pilz verseucht ist. Wir vertrauen auf unser Glück, sagen toitoitoi und drücken die Daumen.

Wir wissen, dass die Fische, die aus den Meeren in unserer Nähe zu uns kommen, ihr Leben in einer hochgiftigen Kloake verbringen, in die alles hineingedrückt wird, was unsere Zivilisation an Giftigem und Schädlichem ausscheidet. Wir wissen, dass manche Fische große Giftmengen vertragen können, und dass wir sie deshalb noch auf dem Markt zu kaufen bekommen.

Wir wissen, dass unser Wasser auf- und auf- und aufbereitet ist, und dass es mit dem, was unsere Großeltern Wasser nannten, nichts mehr gemein hat. Es dürfte eigentlich nicht mehr Wasser heißen. Es müsste einen anderen Namen haben, so, wie man ein zerbrochenes, verfaultes Sitzmöbel nicht Sofa, sondern Sperrmüll nennt.

Wir wissen schließlich auch, dass Tabak schädlich ist, dass wir von Zigaretten Lungenkrebs und allerhand anderes Unerquickliches bekommen und der Staat die Tabaksteuer. Und wir wissen, dass Alkohol die Leber schädigt bis sie nicht mehr ihre Aufgabe wahrnehmen kann: Den Körper zu entgiften. Wir wissen, dass er uns Millionen Alkoholkranke bringt und dem Staat die Branntweinsteuer.

Wir wissen das alles. Aber wenn wir uns nun die Alten und Uralten der Insel anschauen, dann stellen wir fest: Scheinbar haben sie gar nicht immer so gesund gelebt, wie wir es zunächst dachten. Sagen wir: Sie hatten durchaus ihre Schwächen.

Der Tabak, der zur Zeit der Alten und Uralten auf der Insel geraucht wurde, spottet jeder Beschreibung. Er nennt sich Picadura, und es gibt ihn heute noch. Wer ihn Tabak nennt, könnte genauso unsere entfernten Verwandten, die Schimpansen, Menschen nennen. Picadura ist rohe, unverhüllte Gewaltanwendung gegen Lunge und

Bronchien. Picadura stinkt so, dass er eigentlich nur im Freien geraucht werden kann. Und dort auch nur dann, wenn im Umkreis von mehreren Metern weder Mensch noch Tier gezwungen sind, einzuatmen. Picadura wird in die Pfeife gestopft, angezündet und tief inhaliert.

Eigentlich kann man mit so einem Tabak nicht alt werden, schon gar nicht uralt. Oder aber der Umkehrschluss: Man muss eine eiserne Gesundheit haben, um trotz Picadura alt zu werden. Damit kommen wir der Wahrheit näher, allerdings nur einen Schritt. Denn von irgendwo muss diese eiserne Gesundheit ja gekommen sein.

Aber woher?

Wenn die Alten und Uralten von ihrem Leben erzählen, dann ist immer etwas dabei, worüber wir entsetzt die Köpfe schütteln: Schweinefleisch, diese Cholesterinbombe. Rum, dieser Zerstörer von Leber, Hirn und trautem Heim. Wein, der nicht den Namen verdient, jedenfalls nicht der, den die einfachen Leuten der Insel nebenher anbauen und an Plätzen, die sonst für nichts taugen: Auf Steinmauern und an den Rändern der Felder, wo er den Ochsenpflug nicht behindert.

Den Zucker sahen die Leute damals fast als ein Wundermittel. In Düsseldorf oder Birmingham, in Amsterdam oder Mailand würde man mit diesem Lebensstil jedenfalls nicht alt werden. Uralt schon gar nicht.

Düsseldorf und Birmingham, Amsterdam und Mailand bringen uns der Wahrheit noch einen Schritt näher. Es hat den Anschein, als ob die Sünde, auch die Sünden der Ernährung Zutaten sind, die das Leben nicht verkürzen sondern würzen. Und nur wenn die Würze überhand nimmt, wird die Sache lebensgefährlich.

Im Leben der Alten und Uralten der Insel hat immer fast alles gestimmt. Es hat so überwiegend alles gestimmt, dass Picadura und Rum, Zucker und unaussprechlicher Wein nicht ins Gewicht fielen: Die Luft war in Ordnung, was heißt in Ordnung? – Sie gehörte und gehört immer noch zur besten Luft, die du auf der Welt finden kannst! Sie wird auf ihrem Weg zur Insel über tausende Meilen Wasser geweht, wird auf diesem langen Weg gefiltert, gereinigt und staubfrei gemacht.

Das Wasser war und ist lupenrein. Die Rede ist nicht von dem Wasser unten in der Stadt, das mit Chlor versetzt ist und nicht zu knapp, in dessen Reservoirs tote Ratten schwimmen und die Düngemittel und Pestizide mit jedem Regen hineingeschwemmt werden.

Die Rede ist von dem Wasser, das aus den Bergen oder aus den Quellen kommt. Oben auf dem Land hat das Wasser diese Qualität. Die Alten und Uralten haben es in ihren ersten Lebensjahrzehnten noch in Behältern direkt von den Quellen geholt. Aber auch heute noch kommt es oben am Hang rein und klar in die Häuser, denn der größte Teil dieses Wassers ist der Tau, der von den Wäldern in den Boden sickert und vielfach gefiltert und geläutert aus Quellen und Bohrungen wieder zu den Menschen zurückkommt.

Das Schweinefleisch, das sie in ihrer Jugend aßen, kam von einem Schwein, das menschlich fraß. Wir sagten es schon: Diese Schweine bekamen nichts, was eine Mutter nicht auch ihrem Kind gegeben hätte. Nichts war künstlich, nichts war mit synthetischen Vitaminen zusätzlich angereichert, nichts enthielt Antibiotika. Das Schwein der Alten fraß durch sein kurzes Leben hindurch: Molke. Kleie. Kartoffeln. Mais. Birnen. Esskastanien. Bananen. Es wurde ins Freie hinausgelassen, damit es Kräuter fressen konnte. Einmal in der Woche wurde es gewaschen.

Wenn es unpässlich war, bekam es das, was die anderen in der Familie auch bekamen: Kräutertee. Eventuell auch einen Einlauf.

Schweinefleisch mag trotzdem nichts besonders Empfehlenswertes sein, aber jenes war immerhin das bestmögliche Schweinefleisch. In den Dörfern und Flecken am Hang werden bisweilen auch heute noch die Schweine so aufgezogen. Wer Gelegenheit hat, am Schlachttag von so einem Schwein ein Stück zu ergattern, entdeckt Schweinefleisch neu.

Mit dem Rum war das so eine Sache. Rum oder Ähnliches wurde nicht selten selbst gebrannt. Er wurde auf jeden Fall auf der Insel hergestellt, an einem Ort, wo man ihn auch heute noch produziert: In San Andrés. Manche der Uralten haben schon zum Frühstück ein Glas davon gekippt. „Das wärmt den Magen“, sagten sie. Danach gingen sie auf das Feld oder in den Bergwald, um zu hacken und zu jäten oder um Futter für das Vieh zu holen.

Es gibt Untersuchungen, die besagen, dass körperlich hart arbeitende Menschen, und die vor allem immer an der frischen Luft sind, eine Menge Alkohol vertragen. Und nicht nur vertragen: Der Organismus hat keine Probleme, ihn wieder loszuwerden. Die Leber wird mit ihm fertig. So muss das wohl gewesen sein bei den Alten und Uralten. So muss das auch mit dem Picadura gewesen sein, den sie sich von früh bis spät in die Pfeife stopften, und den sie selbst angebaut und fermentiert oder bei einem Nachbarn, der das tat, eingetauscht hatten. Fermentieren, das hieß wie gesagt: Die Blätter ein wenig zu verpacken und dann zwischen Kuhmist zu stecken. Auch beim Picadura galt: einfacher und natürlicher konnte Ungesundes nicht hergestellt und unter gesünderen Lebensumständen nicht in die Pfeife gestopft werden.

Selbst der unaussprechliche Wein hatte seine Vorteile. Viel konnte man von ihm nicht trinken. Meist hatte er einen Beigeschmack von Essig, war halb umgekippt. Der Gang mit dem Nachbarn zur Bodega, um einen zu heben und dabei Mandeln zu knacken und zu knabbern, war mehr ein Ritual: Der Wein diente dem Zusammensein und männlichem Gespräch, nicht der Benebelung. Die Flasche mit dem Wein, die meist zum Abendessen auf dem Tisch stand, wurde im Allgemeinen nicht leer.

Wenn sie an Zucker herankamen, benutzten sie ihn mit Vergnügen. Zucker war für sie ein medizinischer Stoff. Er war Heilmittel: Zuckerwasser mit Kräuterbeimischungen bei Husten und Heiserkeit. Zucker als Bestandteil der Medizin, die der Heiler ihnen mischte. Zucker für den Kaffee, der selten war.

Sie liebten den Zucker, denn es gab nicht viel davon.

Zucker musste gekauft werden. Was gekauft werden musste, war damals fast immer rar. Es gab kaum Geld, für Luxus schon gar nicht. Zucker war Luxus.

Und dann war da natürlich immer wieder der Gofio, der wunderbare, der wundersame Gofio. Der Gofio, der stark macht. Der Gofio, der satt macht. Der Gofio, der sich mit allem mischen ließ und alles gesünder machte. Der Gofio, dieses entsetzliche, klebrige Zeug, durch das alles, aber auch alles gesund wurde. Der Gofio, den man nicht selten auch in den Rum kippte. Und über dessen wundersame Wirkung man hinterher Lieder sang.

Aus all dem können wir etwas folgern: Die Alten und Uralten waren gar nicht in der Lage, wirklich ungesund zu leben. Mit der Umwelt, in der sie lebten, hatte noch niemand Kriminelles angestellt. Das bisschen Geld, das für die kleinen Sünden, Schwächen und Laster übrig blieb, reichte nicht aus, um die Gesundheit zu gefährden. Was der Tabak, der Picadura, in die Lungen hineinbrachte und auf die Bronchien tat, konnte im Vergleich zu dem, was ein Mensch in einem der hochindustrialisierten Länder einatmen muss, keiner Bronchie auch nur ein Härchen krümmen. Schon gar nicht einem Mann Schaden zufügen, der in der besten aller möglichen Umwelten lebte: Auf der Insel, die auch heute noch besser ist als die meisten anderen Plätze. Auf den zweiten Blick.

Gespräche mit Methusalems

In diesem Kapitel sollen einige von denen zu Wort kommen, die der Grund für dieses Buch waren.

Don Nicolás

Am häufigsten war Don Nicolás vor der Post anzutreffen, vor der Post in der Hauptstadt. Er arbeitete als Faktotum, als Bürobote, wenn man so will, bei seinem Sohn. Don Nicolás sortierte dort jeden Tag die Post, brachte sie zum Versand, holte die Post aus dem Postfach. Wenn niemand im Büro war, übernahm er den Laden. Er redete gern und viel, am liebsten aus der alten Zeit und darüber wieder am allerliebsten mit jungen Frauen.

Einmal, vor Jahren, hatte er einen Schwächeanfall. Man fand ihn besinnungslos auf seinem Stuhl im Büro. Irgendjemand rannte auf die Straße und rief um Hilfe. Zufällig kam gerade eine junge Krankenschwester vorbei.

Sie wurde unter Geschrei ins Büro gezerrt und tat dort, was man in solchen Fällen tut: Sie öffnete Don Nicolás das Hemd und löste vorher die Krawatte, die er immer trug. Sie hielt ihm irgendein Eau de Cologne unter die Nase. Sie öffnete das Fenster.

Als sie vom Fenster zurückkam und bei Don Nicolás den Puls fühlen wollte, machte der die Augen auf. Er schaute direkt in die Augen der jungen – und das muss gesagt werden – bildschönen Krankenschwester, denn sie hatte sich tief über ihn gebeugt. Er schaute als Nächstes – oder als Erstes, wer will das bei so einem Kerl schon wissen? – in ihren Ausschnitt, der Erfreuliches in großer Menge offenbarte. Und dann ging ein breites Lächeln über sein Gesicht. „Bin ich jetzt im Himmel?“, fragte Don Nicolás.

Fast fünf Jahre später fand diese Plauderei vor der Post statt:

„Guten Tag, Don Nicolás! Geht's gut?“

„Gut geht's, Joven!“ Don Nicolás nennt jeden, der unter sechzig ist, Joven. Joven heißt Jüngling oder auch junger Mann.

„Und die Gesundheit, Don Nicolás?“

„In Ordnung, in Ordnung, nur die Hupe funktioniert manchmal nicht mehr so richtig.“ Was er damit meint, müssen wir raten. Es kann sich auf den Atem beziehen. Sicher ist aber auch, dass die Alten und Uralten durchaus den Luther-Spruch unterschreiben: Aus einem traurigen Arsch kommt kein fröhlicher Furz.

„Wie alt sind Sie denn jetzt, Don Nicolás?“

„Ich bin jetzt“, er macht eine Pause und hebt die Stimme, weil er das wichtig findet, „siebenundachtzig Jahre alt. Siebenundachtzig, Joven.“

„Und wie kommt es, dass Sie so alt geworden sind, Don Nicolás? Ich meine, worauf führen Sie das zurück?“

Er grinst und zeigt gelbe, aber gute Zähne: „Ich habe nie geraucht und getrunken. Nur mal Pfeife und einen Wein.“

„Daran soll es liegen?“

„Ich glaube schon. In meiner Familie sind auch alle alt geworden. Und niemand hat geraucht und getrunken. Die Tante Luisa ist gerade mit hundertdrei gestorben.“

„Vielleicht liegt’ s aber auch am Essen, Don Nicolás?“

„Schon möglich. Nichts Pikantes.“

„Und sonst?“

„Normal.“

„Kein Gofio?“

Er schaut mich an, als ob ich bei Neumond vom Mond gekommen wäre. “Kein Gofio?! Machst du Witze?!“

„Also Gofio doch, ja?“

„Jeden Tag. Und Ziegenmilch. Aber das ist normal.“

„Waren Sie oft krank im Leben, Don Nicolás?“

„Nie. Bloß, als ich hingefallen bin, da haben sie mich ins Krankenhaus gebracht.“

„Sonst nie?“

„Blinddarm hatte ich als Kind. Musste raus.“

„Gut, und was tun Sie gegen die kleinen Sachen? Husten, Schnupfen und so? Holen Sie sich was aus der Apotheke?“

Er lacht dröhnend. „Apotheke?! – Nie! Davon werde ich krank.“

„Also Heilkräuter?“

„Na klar. Hierbas. Heilkräuter.“

„Davon verstehen Sie etwas? – Sie kennen viele?“

„Meine Frau kam aus Mazo, Joven. Die kannte alle Kräuter. Wenn ich heiser war, dann hat sie mir ein Wasser mit Malve gemacht.“

„Das hilft?“

„Sofort. – Und dann, wenn ich mal nicht richtig ... na, du weißt schon ...“ er macht mit der Hand eine Bewegung nach hinten, „ ... dann hat sie, Nussbaumblätter, glaube ich ...“ Er überlegt. „Sie ist schon lange tot“, sagt er dann. Es heißt, dass seine Frau sich an Pilzen aus der Dose vergiftet hat, aber darüber redet er nicht gern.

„Und heute? Was tun Sie, wenn Sie sich mal nicht wohl fühlen?“

„Vor Kurzem“, sagt er, „hat’s bei mir gebrannt, wenn ich pinkeln musste. Und da habe ich mir ein bisschen Grama besorgt und die Grama aufgekocht und eine Zitrone reingequetscht. Die Zitrone, weißt du, ist, weil Grama so ein bisschen komisch schmeckt. Jedenfalls, ich habe den Aufguss getrunken, und am nächsten Tag hat’s nicht mehr gebrannt.“

„War das noch ein Rezept von ihrer Frau, Don Nicolás?“

„Daran erinnere ich mich nicht mehr. Kann sein. Aber über Kräuter weiß hier jeder was.“

„Auch die Jungen, Don Nicolás?“

Don Nicolás winkt ab und lacht. „Die Jungen, " sagt er fast ein wenig wegwerfend. „Glaubst du, mein Sohn wird so alt wie ich? Der hält doch keine sechzig Jahre!" Er dreht sich um und geht weg. „Wenn ich sage: Jeder, dann meine ich uns Leute. Die von früher."

„Wir müssen mal über Kräuter reden, Don Nicolás."

„Meinetwegen, Joven, aber viel Zeit habe ich nicht. Ich bin ziemlich beschäftigt." Er ist schon ein paar Schritte weg, in Richtung auf das Büro seines Sohnes. „Da ist jetzt niemand", sagt er und zeigt auf das Fenster. „Außer der hübschen Sekretärin und ihr kurzer Rock." Er lacht und geht weiter. Ein bisschen steifbeinig, aber ohne Stock. Und schlank wie ein Modell ist er auch. Ich habe ihn schon in den 1970ern kennengelernt. Er hat sich seitdem kaum verändert.

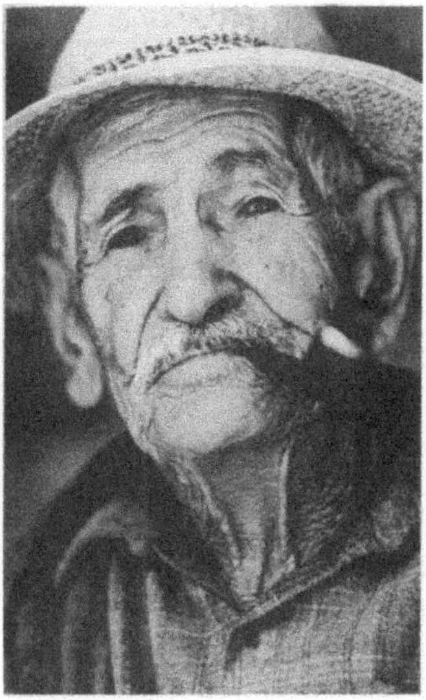

Ansichten einer Neunzigjährigen

Rosa Cabrera lebt in Puntagorda, also im abgelegenen Nordwesten der Insel. An einem Nachmittag hat sie aus ihrem Leben erzählt und Fragen beantwortet:

„Was meinen Sie, warum Sie so alt geworden sind, Doña Rosa?"

„Ich glaube, das liegt an meiner Geduld und meiner Lebensfreude. Ich denke nicht ans Sterben, ich weiß, ich kann älter als hundert Jahre werden. Ich langweile mich nie, bin immer beschäftigt. Ich schreibe Poesie, ich laufe viel, und ich habe immer ein gesundes Leben geführt. Mein Essen ist einfach, vor allem nehme ich Ziegenmilch zu mir, Gofio, Kartoffeln, ganz wenig Fleisch, weil ich weiß, dass das das Blut fett macht. Einmal in der Woche oder auch seltener esse ich Fisch. Ich trinke viel Orangensaft."

„Arbeiten Sie noch?"

„Ja. Meine Hauptbeschäftigung ist Mandeln knacken, das beschäftigt mich, und außerdem verdient man ein bisschen Geld damit. Ich bereite mir auch meine Mahlzeiten selbst. Um elf Uhr abends gehe ich ins Bett, um acht Uhr morgens stehe ich auf."

„Sind Sie gut zu Fuß?"

„Ich brauche einen Stock, aber ich laufe jeden Tag drei Stunden, es macht mir Spaß zu laufen."

„Hören und sehen Sie gut?"

„Ich sehe so, dass ich ohne Brille schreiben und lesen kann, ich benutze keine Brille, aber ich lese und schreibe viel. Ich höre gut aus der Nähe, was weiter weg ist, geht ein bisschen schlechter, aber ich höre.“

„Irgendwelche gesundheitlichen Beschwerden?“

„Rheuma und so Kleinigkeiten, die mit dem Alter zu tun haben. Aber ich hatte nie eine wirkliche ernsthafte Krankheit.“

„Rauchen und trinken?“

„Ich habe nie geraucht und nie getrunken.“

„Aber vielleicht naschen Sie gern, Doña Rosa?“

„Ach ja, das schon, die Naschsachen mag ich. Aber es müssen gesunde Naschereien sein. Also ich mag den Honig von Puntagorda sehr gern. Den tue ich mir gern in die Milch. Dann esse ich auch schon mal Kekse, aber nie mehr als drei oder vier am Tag. Kaffee habe ich nie getrunken, aber in der letzten Zeit trinke ich den Gerstenkaffee, den meine Freundinnen machen, der erfrischt.“

„Waren Sie oft krank?“

„Selten. Höchstens mal eine Erkältung.“

„Wie denken Sie über die Heilkräuter?“

„Ich habe großes Vertrauen in Heilkräuter.“

„Und Sie kennen viele?“

„Viele. Mal sehen, welche mir jetzt einfallen: Kamille, Pazote, Hierba Luisa, Hierba Clin ...“

„Und benutzen Sie sie auch?"

„Ja, aber die, die ich normalerweise benutze, sind Sellerie, Madre Silvia, Hirtentäschel, Schachtelhalm, Rompe-piedra, Fenchel, weil diese frisch sind. Ich benutze nie Zucker, um die Kräuter zu süßen."

„Wie beurteilen Sie die Heiler und Heilerinnen?"

„Ich habe großes Vertrauen zu ihnen, mehr als zu den Ärzten. Die Heiler kurieren mit Kräutern, die Ärzte geben dir Pillen und die sind schlecht für den Magen."

„Und wie sehen Sie die modernen Ärzte?"

„Sie mögen studiert haben, aber alles, was sie dir verschreiben, sind Drogen, die schlecht für die Gesundheit sind."

„Was halten Sie von den Krankenhäusern?"

„Gefallen mir überhaupt nicht. Ich bin nie in eins eingeliefert worden, aber ich habe schon Besuche dort gemacht, Familienangehörige und Freunde besucht. Es hat mir nicht gefallen."

„Wie hat man gelebt, als Sie jung waren, Doña Rosa?"

„In meiner Jugend hat man schlecht gelebt, weil es kaum Geld gab, und man hat viel gearbeitet. Wir haben den ganzen Tag auf den Feldern gearbeitet. Das Essen war immer dasselbe: Kartoffeln, Gofio, Früchte, auch getrocknete. Andere Familien hatten das nicht immer alles, bloß Gofio hatten sie immer. Aber uns gehörte viel Land, wir wurden als reich angesehen, weil das Land viel produzierte. Wir aßen das, was wir ernteten, und hin und wieder wurde ein bisschen Zucker gekauft. Wir waren fünf Kinder."

„Was machen die Leute von heute falsch?"

„Die Leute von heute sind verrückt, die denken nur noch an Vergnügungen und an Laster. Alle Welt raucht, nicht nur Pfeife oder Zigarre, sondern Zigaretten, und alle trinken dauernd viel Alkohol. Und sie hungern lieber, damit sie sich schöne Kleider und Autos und Motorräder kaufen können."

„Und warum werden sie wohl nicht mehr so alt wie die Menschen früher?"

„Die Leute heutzutage essen schlecht, sie essen nur die Schweinereien, die es in den Läden zu kaufen gibt, sie essen keine gesunden Sachen, und deshalb degeneriert das Blut. Und sie laufen nicht zu Fuß, alle Welt fährt Auto, und ich glaube, zu Fuß gehen ist sehr wichtig."

„Welchen Rat würden Sie ihnen geben?"

„Ich würde ihnen raten, ein gesünderes Leben zu führen, sie sollen nicht viel rauchen und trinken, sie sollen gesunde Sachen essen, und sie sollen viel zu Fuß gehen."

„Gefällt Ihnen das Leben?"

„Ja, mir gefällt das Leben. Ich kenne keine Traurigkeit, obwohl mein Leben manchmal sehr schwer war, beide Männer sind mir gestorben, beide Söhne auch. Aber das Motto meines Lebens heißt: Ruhe und Geduld.

Ja, mir gefällt das Leben, und ich möchte so weiterleben wie jetzt."

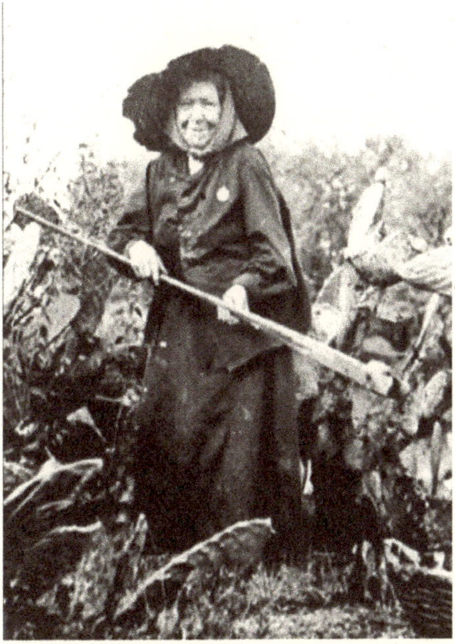

Manuel, ein Uralter, der noch Mauern baut

Ich bin selber fasziniert und berührt, während ich diese Interviews übersetze. Der Mann, der hier zu uns spricht, heißt Manuel Castro Lorenzo. Als das Interview gemacht wird, ist er dreiundneunzig Jahre alt.

„Ich glaube, ich bin so alt geworden, weil ich immer viel gearbeitet habe. Als ich vierzehn war, bin ich nach Cuba ausgewandert, seitdem habe ich immer gearbeitet, hart, und ich habe viele Abenteuer erlebt. Stellen Sie sich mal vor: In einem fremden Land und ohne jemanden dort zu kennen, ohne die Angehörigen. Aber ich habe immer ein gesundes Leben geführt, vielleicht ist das der Grund. Ich habe geheiratet und hatte drei Söhne."

„Ob ich heute noch arbeite? – Na klar arbeite ich immer noch. Natürlich bin ich nicht mehr der Jüngste wie vor zwanzig Jahren (da war er dreiundsiebzig!), aber ich pflege meine Rebstöcke, ich stecke und ernte Kartoffeln, und hin und wieder baue ich auch noch Mauern um die Felder. Laufen? – Doch, doch, für mein Alter bin ich ziemlich gut zu Fuß."

„Hören und sehen? – Auf einem Auge sehe ich perfekt, auf dem anderen nicht so gut. Meine Ohren sind in Ordnung."

„Haben Sie irgendwelche Beschwerden, Don Manuel?"

„So weit ich das beurteilen kann, leide ich an keiner Krankheit."

„Rauchen und trinken? – Also ich habe geraucht, aber nur sonntags mit meinen Freunden, da habe ich dann vielleicht ein ganzes Päckchen geraucht, aber vor fünf Jahren habe ich es aufgegeben. Getrunken habe ich höchstens mal ein bisschen Wein zum Essen, also ich war nie ein Trinker."

„Süßigkeiten? – Interessieren mich nicht. Kaffee ja. Morgens und abends."

„Waren Sie oft im Leben krank, Don Manuel?"

„Also eigentlich war ich nie krank, nur einmal hatte ich eine geheimnisvolle Krankheit, da war ich fünfunddreißig Jahre alt. Ich lag monatelang im Bett, und die Arzte – fünf waren es insgesamt – also die haben mich behandelt, und schließlich waren sie ratlos. Dann hat einer von ihnen gesagt, wenn ich an die Curanderos glaube, an die Heiler, dann sollte ich mich mal an einen wenden, sie könnten mir nicht mehr helfen. Na ja, das habe ich dann auch getan, und gesegnet sei die Stunde, denn der Heiler hat mich wieder gesund gemacht."

„Und was halten Sie nun von den Ärzten?"

„Ach, ich denke gut von ihnen. Es gibt gute, sehr gute und weniger gute."

„Sie wollen wissen, wie man in meiner Jugend lebte? – Na, gut lebte man in meiner Jugend. Die Leuten amüsierten sich, und einer half dem anderen, es gab mehr Freundschaft, weniger Egoismus."

„Und warum sind die Leute von heute nicht mehr so langlebig, Don Manuel?"

„Ich weiß auch nicht, warum sie es nicht so lange machen, aber es stimmt schon, dass sie nicht mehr lange halten.“

„Gefällt Ihnen das Leben, Don Manuel?“

„Ja. mir gefällt das Leben!“

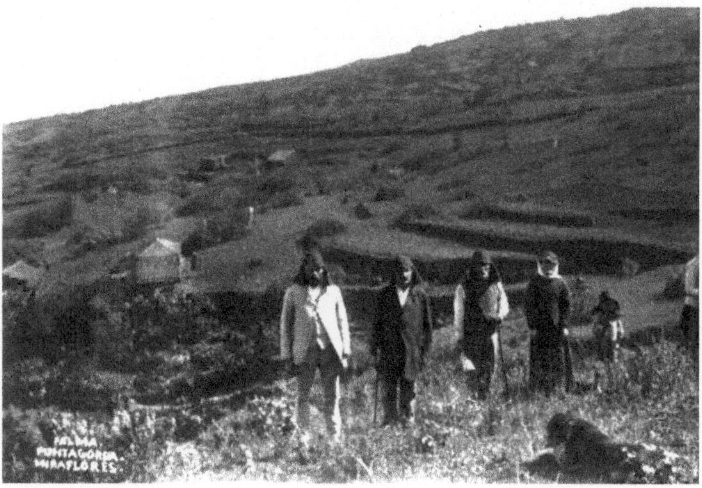

Nemecia, du bist wunderbar!

Was fällt Ihnen bei einer Einundachtzigjährigen ein im Zusammenhang mit dem Wort: Pflegerin? – Dass sie eine braucht, nicht wahr?

Nemecia Rodriguez Gonzales ist einundachtzig. Sie ist Pflegerin. Sie pflegt ihre fünfundneunzigjährige Schwester, die nicht mehr gut auf den Beinen ist. Sie pflegt ihre Schwester, die ebenfalls am Ende eines Gesprächs sagt: „Mir gefällt das Leben!“, und die einschränkend nur hinzufügt: „Das Einzige, was ich mir wünsche, ist, dass ich wieder laufen kann.“

Nemecia sieht aus wie eine Sechzigjährige. Nemecia ist keine Frau an der Grenze zur Uralten. Nemecia ist eine Person, die mitten im Leben steht.

Hören wir ihr zu:

„Ich habe immer ein gesundes Lebens geführt, obwohl es hart war. Ich denke, ich bin so alt und mir geht es so gut, weil es früher nicht die Sachen gab, die es heute gibt. Aber ich esse immer noch die gesunden Dinge wie früher. Ich esse Früchte, Gemüse, Ziegenfleisch, Kaninchen und Lamm und Huhn, aber niemals Schweinefleisch. Weißen Fisch zweimal in der Woche. Zwei oder drei Eier in der Woche.

Ich versorge das Haus und pflege meine ältere Schwester. Ich mache die Einkäufe und, um mich zu amüsieren, mache ich Lochstickerei. Darin bin ich sehr gut.

Ich bin gut zu Fuß, ich sehe gut, aber mit einer Brille. Mein Gehör ist gut. Ich habe allerdings ein bisschen hohen Blutdruck und Probleme mit der Galle.

Früher habe ich hin und wieder ein wenig Wein getrunken, aber sehr wenig und auch nicht jeden Tag. Jetzt trinke ich überhaupt nichts Alkoholisches mehr.

Naschereien, na ja, die mag ich schon gern, aber ich esse wenig davon, weil sie mir nicht bekommen. Also mal einen Keks oder ein Stückchen Topfkuchen. Sehr wenig, wie gesagt, und hin und wieder ein Tässchen Kaffee.

Ernsthafte Krankheiten habe ich nie gehabt, zwei oder dreimal eine Bronchitis, hin und wieder eine Erkältung. Ich benutze fast alle Heilkräuter, die ich kenne, weil ich glaube, dass sie Krankheiten kurieren. Welche mir gerade so einfallen: Kamille, Llantén, Rompepiedra, Raute, Caña de limon, Sidrera, Toronjil, Malve und viele andere, aber im Augenblick fällt mir nichts mehr ein.

Sie fragen mich, warum ich glaube, dass die Leute von heute nicht mehr so lange leben. – Ja, ich denke, das ist, weil das Leben sich sehr verändert hat, und das hat Einfluss genommen auf die Gesundheit und auf die Qualität des Lebens.

Ich würde denen allen raten, dass sie ein fröhliches Leben führen und Spaß daran haben, aber trotzdem normal und gesünder und ohne Laster. – Ja, ich liebe das Leben!“

Die Sauna und das Jogging der Alten und Uralten

Das Hauptstück dieses Buches handelt von den heilenden Kräutern der Insel. Von den Geheimnissen der Volksmedizin. Von Wirkung und Nutzen. Es ist aber ganz wichtig, erst einmal das Fundament zu bauen. Die sanfte Medizin der Heilkräuter wächst und gedeiht auf einer gesunden Basis. Die Gesundheit der Alten und der Uralten war und ist nicht einzig und allein den Heilkräutern zuzuschreiben. Mit den Heilkräutern kurierten sie ihre gelegentlichen kleinen und großen Krankheiten. Oder sie beugten ihnen vor.

Heilkräuter, wir sollten das einmal so sagen, gehören nicht auf die Intensivstation. Heilkräuter helfen dem Menschen mit gesunder Konstitution, gesund zu bleiben. Heilkräuter verlangen eine gesunde Lebensführung als Voraussetzung ihrer Wirkung. Sie sind zugleich selbst Teil einer gesunden Lebensführung, vielleicht der wichtigste. Auf jeden Fall ein unerlässlicher Teil.

Deshalb wird von Heilkräutern erst die Rede sein, wenn das Fundament für die Gesundheit der Alten und Uralten beschrieben ist. Deshalb sollten Sie erst einmal alles über ihr Leben und ihr Treiben wissen. Was taten sie denn noch so alles für ihre Gesundheit, diese Achtzig- bis Neunzig- und Hundertjährigen?

Sie gingen täglich in die Sauna. Sie joggten mehrmals in der Woche. Und sie betrieben frühmorgens und abends Gymnastik von Aerobic bis Stretching.

Die Morgengymnastik sah so aus: Noch wenn es dunkel war, ging es in den Ziegenstall. Der Ziegenstall hat immer eine niedrige Decke. Um hineinzukommen musst du dich bücken. In dieser gebückten Haltung wird die Ziege auf ein kleines Podest gelockt und festgebunden. Sie bekommt ein paar Maiskörner und beginnt, sie zu knabbern, während der Mann oder die Frau Platz auf einem niedrigen Melkklotz suchen. Dann beginnen sie, nach vorn gebeugt, die Ziege zu melken. Alle paar Minuten richten sie sich auf, recken sich. Die Gymnastik ist langsamer als die im Radio, aber von der Wirkung her ist sie ähnlich: Alle Muskeln und Glieder werden beansprucht. Und wie!

Eine ähnliche Gymnastik ist Hühnereinfangen, um sie nach Eiern abzufühlen oder um eins für den Topf zu ergreifen. Diese Gymnastik kommt dem Stretching nahe. Oder aber auch diesem Programmteil im Radio bei der Morgengymnastik: „Und hoch die Arme! Und hüpf, hüpf, hüpf!"

Sauna: Die Sauna befindet sich auf einem offenen Feld. Weil es auf der Insel tagsüber meist sehr heiß wird, konnte auf den Ofen verzichtet werden. Um recht in Schweiß zu geraten und um den Kreislauf anzuregen, nahm man auf der Insel keine Birkenzweige sondern eine breite Hacke. Zehn Quadratmeter Hacken entsprechen ungefähr einem Saunadurchgang. Die Alten und Uralten brachten es täglich auf viele Durchgänge.

Jogging: Das Jogging der Alten und Uralten bestand aus zwei unterschiedlichen Teilen: Jogging ohne Belastung und Jogging mit Belastung. Ohne Belastung ging es mehrmals in der Woche den Berg hinauf. Man könnte diesen Teil das Höhenjogging nennen. Die Pfade sind allerdings manchmal so steil, dass man auch Bergjogging dazu sagen könnte.

Der Jogging-Anzug der Alten und Uralten bestand meist aus einer Hose, die fast so alt war wie sie selbst, einem Hemd und einem Hut. Über dem Hemd lag oft ein Kartoffelsack. Schuhe wurden nicht immer benutzt, wenn ja, dann Stiefel, sockenlos. Adidas und Nike waren unbekannt.

Am Etappenziel oben auf dem Berg wurde eine Pause eingelegt, damit zur Abwechslung auch mal etwas anderes getan werden konnte, als immer nur Jogging: Futtersuche und Futterschneiden.

Das Bergabjogging unter Volllast verlangt besondere Geschicklichkeit: Der Jogger verschwindet fast unter einem riesigen Packen Grünfutter. Wer diese Futterjogger das erste Mal sieht, glaubt, einen hüpfenden Haufen Wiese zu erblicken.

Es ist bergab eine Art Zuckeltrab. Der abschüssige Weg beschleunigt den Jogger fast von allein, eher muss er bremsen als laufen. Hin und wieder macht er eine Pause und legt den Packen auf einer Mauer ab. Manchmal wartet er auf einen anderen Jogger, um mit ihm drei Worte zu wechseln oder das Tal und das Meer zu betrachten und einen Zug aus der Pfeife zu tun, in dem dieses höllische Zeug knistert und kocht, das er Tabak nennt: Picadura.

Wenn er auf dem Bauernhof ankam, wusste er, dass die Kaninchen und die Ziege wieder für ein paar Tage zu fressen hatten. Wenn man ihm gesagt hätte, dass Jahrzehnte später Millionen Menschen auf diese Art – aber ohne Grünfutter auf dem Buckel – durch die von Autos verstopften Straßen zuckeln und giftige Abgase einatmen würden, hätte er wohl verwundert den Kopf geschüttelt und gelacht.

Wie die Dinge standen, befand er sich jedenfalls in Hochform. Seiner Frau, wenn er verheiratet war, ging es ähnlich. Manchmal joggte sie gemeinsam mit ihm, öfter absolvierte sie jedoch ihr Sportprogramm im Haus und auf dem Hof. Spreu vom Weizen trennen war so eine Disziplin, in der sie allein glänzte: Der gedroschene Weizen wurde in einen flachen Bastkorb getan: Arme mit dem Korb über den Kopf! Jetzt: Hoch den Weizen in die Luft! Jetzt: Weizen wieder im Korb auffangen! – Noch einmal! Und noch einmal! – Jetzt hat der Wind die Spreu weggeweht. In den Sack mit den Weizenkörnern! Dasselbe noch einmal! In sieben Stunden ist Abend.

Vorher hatte ihr Mann den Weizen auf alte Art gedroschen, obwohl das Wort Dreschen hier eigentlich nicht passt: Ein Gespann von Ochsen oder Maultieren, wohl auch ein Pferd, falls eins vorhanden war, ging in einem gepflasterten Rondell im Kreis. Der Boden war mit dem Getreide am Halm bedeckt. Die Tiere traten die Körner langsam, sehr langsam heraus.

Es ist nicht möglich, alle Sportarten aufzuzählen, mit denen sich die Alten und Uralten gesund und fit hielten, und die sie bis ins hohe Alter ausübten. Manche Disziplinen sind inzwischen ausgestorben, wie zum Beispiel Karaffenschleppen, ein Sport, bei dem die Karaffe leer ein paar Kilometer zur Quelle und voll wieder zurücktransportiert wurde. Meist wurde mit der rechten Schulter getragen, auf der der sehr beliebte Kartoffelsack lag und sie polsterte.

Zur Zeit der Regenfälle war Schlammhüpfen und Morastwandern ein recht populärer Sport. Meister dieser Disziplin schafften es, zusätzlich ein oder zwei Ziegen hinter sich herzuzerren. Gern wurde diese Sportart von Frauen ausgeübt, die Kraft durch Geschicklichkeit ersetzten.

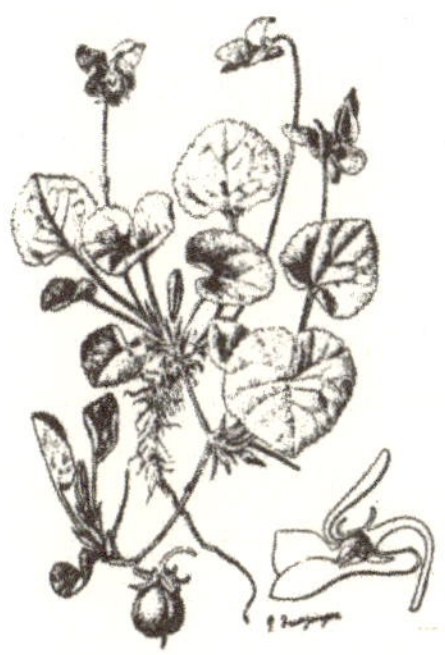

Keine Lust auf Ärzte und Krankenhäuser

Kranksein war in der Jugend der Alten und der Uralten lebensgefährlich. Es gab dafür verschiedene Gründe, einige davon gelten heute noch.

Zunächst einmal waren in den alten Zeiten – und die alten Zeiten liegen keine fünfzig Jahre zurück – viele Dörfer von der Außenwelt fast abgeschnitten. Sie lagen buchstäblich am Ende der Welt.

Im Norden der Insel hatte ein Kranker nur zwei Möglichkeiten, an einen Arzt heranzukommen. Eine Möglichkeit war der Weg mit dem Boot an der Küste entlang in die Hauptstadt. Das Boot versorgte den Norden mit den wichtigsten Dingen, die dort nicht selbst hergestellt werden konnten. Es nahm auch Passagiere mit. Die Häfen im Norden liegen jedoch direkt im Wind, Barlovento heißt deshalb einer der Orte. Man kann die Häfen eigentlich gar nicht Häfen nennen, sie waren eher eine Stelle, wo ein kleines Schiff unter günstigen Umständen nicht gleich von der Brandung in Stücke geschlagen wurde. Die Umstände mussten allerdings sehr günstig sein, und oft waren sie es nicht.

Wenn einer krank wurde, so krank, dass es für ihn am Ort keine Hilfe gab, dann wurde er, wenn das Wetter es zuließ, auf das Schiff gebracht. Wenn er weiterhin Glück hatte, machte die Schiffsreise in die Hauptstadt keine besonderen Schwierigkeiten. Dann durfte weder der Hilfsmotor ausfallen noch ein Mast brechen oder ein Segel reißen. Und auch die Winde mussten günstig sein.

Der Kranke brauchte aber noch mehr Glück, viel mehr Glück. Er musste das Glück haben, dass der Arzt, der ihn in der Hauptstadt behandelte, kein Pfuscher war, oder einer von denen, für die ein Bauer aus dem Norden wenig mehr als ein Esel war. Ein Esel, den er nicht gern behandelte oder nur mit Überwindung, weil er ja Humanmediziner war und nicht Veterinär.

Wenn sich herausstellte, dass er ins Krankenhaus musste, trat seine Krankheit häufig in ein bedrohliches Stadium. Das war auch vor Kurzem noch so. In den Krankenhäusern der Insel ist schon mancher durch Gleichgültigkeit des Personals oder durch die Unfähigkeit der Ärzte gestorben. Oder er ist gerade noch mit dem Leben davongekommen, weil jemand geistesgegenwärtig genug war, ihn schnell noch wieder herauszunehmen. Krankheit, soweit sie den Weg zum Arzt und ins Krankenhaus notwendig machte, war und ist auf der Insel eine lebensgefährliche Sache.

Lebensgefährlich war auch die Alternativstrecke über Land in die Stadt. Dazu musste der Kranke zunächst über den Berg transportiert werden. So ein Transport dauerte sechs oder acht Stunden und ging über Maultierpfade und Wege, die zum Teil erst mit der Machete freigehackt werden mussten. Danach, vom nordöstlichsten Punkt der Insel aus, führte eine Straße in die Hauptstadt, die auch mit Fuhrwerken befahren werden konnte. Selbst ein Kranker musste eine eiserne Reserve an Grundgesundheit haben, um eine solche Tortur zu überstehen.

„Du konntest es dir einfach nicht leisten, richtig krank zu

sein“, sagte ein Uralter aus dem Norden. „Du musstest dich davor hüten, wie vor dem Teufel. Wenn der Heiler oder das Kräuterweib oder die Gesundbeterin nicht mehr helfen konnten, stand es schlecht um dich.“ Er wiederholte nickend: „Muy mal, muy mal.“

Die Volksmedizin der Insel hat die heilenden Kräuter zur Basis und dazu die Beschwörung, die Magie und das Gebet. Sie hat das alles im Lauf der Jahrhunderte auf ein beachtlich hohes Niveau gebracht. Zur Zeit ist die Volksmedizin in Gefahr geraten, vergessen zu werden. Die moderne Medizin hat sie überrollt und in die Ecke gedrängt. Nur an entlegenen, abgeschiedenen Orten wird diese Medizin der heilenden Kräuter wirklich noch praktiziert. Die Ausübenden sind meist selber Alte und Uralte. Es sieht daher so aus, als ob es bald keinen Nachwuchs für die Ausübenden dieser Volksmedizin mehr geben wird.

Das Sympathische an der Volksmedizin ist, dass sie eine sanfte Art des Heilens darstellt. Es gibt bei ihr keine Geräte. Der unheilbar Kranke findet bei ihr keine Hilfe, weil sie keine Apparate oder Systeme der künstlichen Lebensverlängerung und -erhaltung kennt. Sie kann nur denjenigen am Leben erhalten, der seine Lebensfähigkeit noch nicht eingebüßt hat.

Vielleicht ist es diese Eigenschaft, die die Volksmedizin ins Abseits gedrängt hat. Vielleicht sehen wir heute in großer Mehrheit die Lebenserhaltung um jeden Preis als das Ideal der Medizin. Und die Erzeugnisse der pharmazeutischen Industrie als das Vademecum unserer Zeit.

So wie wir heutzutage ein Zugpferd mit einem Auto nur noch lächelnd vergleichen können.

Selbst in diesem Fall jedoch kann die Volksmedizin auf manchen Gebieten mehr als die moderne Medizin: Sie kann eine Menge Dinge erledigen, die den inzwischen fast unbezahlbaren Aufwand des Krankheitsbetriebs nicht wert sind. Sie wird nicht mit großen Geldscheinen, sondern mit kleiner Münze bezahlt. Und sie trägt vorbeugend dazu bei, dass Krankheit gar nicht erst auftritt, sondern, dass Gesundheit in vielen Fällen erhalten bleibt.

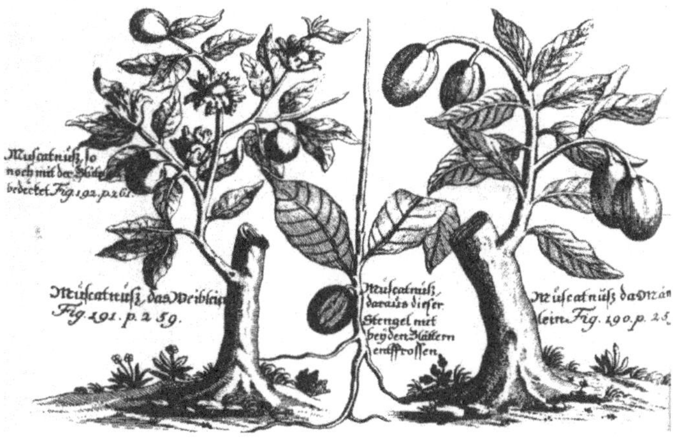

Zweiter Teil

Die Kräuter des langen Lebens

Die Heilkundigen der Insel, und dazu gehörten und gehören auch die Mütter auf dem Land und fern von den Ärzten, die die kleinen und großen Unpässlichkeiten ihrer Kinder zu behandeln wussten, kennen die Wirkung der heilenden Kräuter in zweierlei Form: Das Kraut oder die Pflanze für sich allein. Oder die Kombination von Kräutern und Pflanzen. Die Kombination bewirkt das, was wir heute einen synergetischen Effekt nennen: Eine sich gegenseitig verstärkende Wirkung. Fast jedes Heilkraut oder jede Heilpflanze hilft bei mehreren Krankheiten. Manchmal ist dann die Darreichungsform unterschiedlich.

Dieser Teil des Buches beginnt mit einer Aufzählung der Heilkräuter und Pflanzen der Insel La Palma in spanisch nach dem Alphabet und mit einer Beschreibung ihrer Wirkung.

Danach werden Rezepturen der verschiedenen Kräuterheiler vorgestellt. Bisweilen finden wir in diesen Rezepten durchaus auch Magie auf.

Einige der Kräuter werden als toxisch klassifiziert. Die Heiler auf der Insel halten es da, obwohl sie ihn sicher nicht kennen, mit dem berühmten Paracelsus. Der sagte:

„Alle Dinge sind Gift, und nichts ist ohne Gift. Allein die Dosis macht, dass ein Ding kein Gift ist.“

A

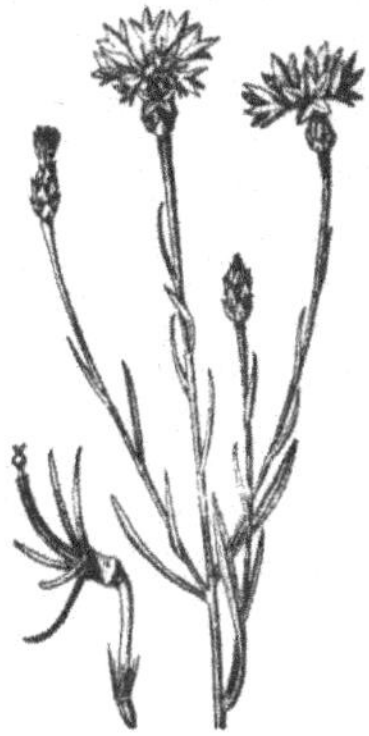

(*Centaurea cyanus*) Kornblume

Sie hilft gegen Diabetes und wird als Tee eingenommen.

Zur Senkung des Cholesterins-Spiegels,
ebenfalls als Tee.

Ein Tee daraus hilft gegen Bauchschmerzen und Magenbeschwerden.

„Alle bitteren Pflanzen“, sagt der Heiler Pedro, „sind gut gegen Zucker.“

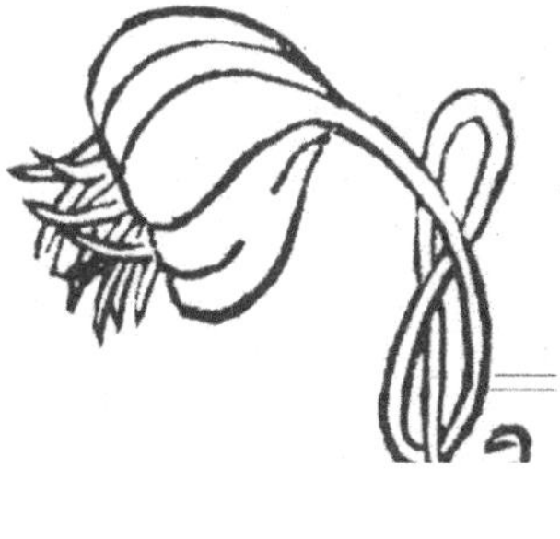

Ajo (*Allium sativum*)
Knoblauch

Senkt den Cholesterin-Spiegel im Blut.
Tötet viele Viren ab.

Gegen Magenbeschwerden: Mehrere Zehen kauen.

Bei Tuberkulose: Viel davon essen.
Bei Insektenstichen, auch wenn man sich an einem Nagel verletzt hat: Man legt eine zerquetschte Knoblauchzehe auf die Stelle und verbindet sie mit einem Tuch.
Zwei Stunden drauflassen.

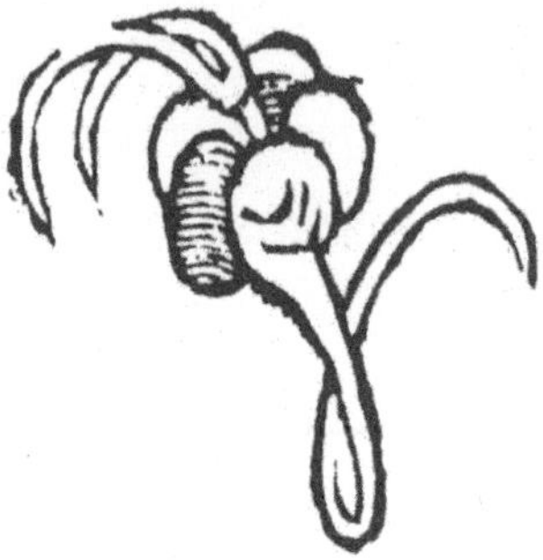

Gegen Körperschmerzen: Schmerzende Stellen mit Knoblauch und ein wenig Alkohol einreiben.

Gegen Gelbsucht (Ikterus): Eine Kette aus Knoblauch um den Hals tun.

„Das hilft aber ", sagt die Heilerin Martina, „am ehesten bei Kindern."

Álamo blanco (*Populus alba*) Silberpappel

Hilft bei Schmerzen in den Beinen:
Man muss ein Blatt davon in den Schuh tun.
Gegen Zahnschmerzen: Einen Tee aus den Blättern bereiten.

Albahaca (*Ocimum basilicum*) Basilikumkraut

Bei Katarrh: Einen Tee aus Samen
und Blättern zubereiten.
Zur sexuellen Anregung: Einen Tee aus der violetten Albahaca.
Nervosität: Tee aus der weißen Albahaca.

„Für die Nerven ist das das Beste“,
sagt Don Guzman, der Heiler aus der Höhle.

Algaritofe *(Cedronella canariensis)* Balsamstrauch

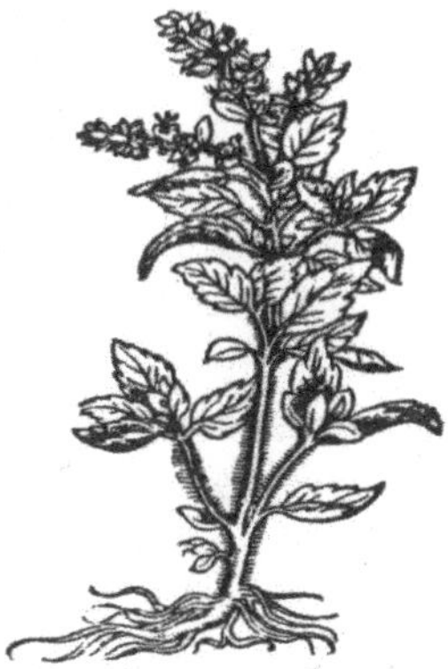

Bei Grippe: Als Tee.
Für das Haar: Mit einem
Aufguss waschen.
Depressionen,
niedriger Blutdruck:
Die Blüten, ein paar Blätter
und Triebe als Tee.

Heiserkeit: Tee.
Anspannung, Stress: Tee.

Die letzte Indikation kommt
von Doña Maria, die zu jener Zeit 94 Jahre alt war.

Almendro (*Prunus dulcis*) Mandelbaum

Bei Übersäuerung des Magens: Weichschalige Mandeln essen.

Bei Katarrh: Einen Tee aus den Schalen der Mandel bereiten.

Bei Durchfall:
Mandelkaffee.

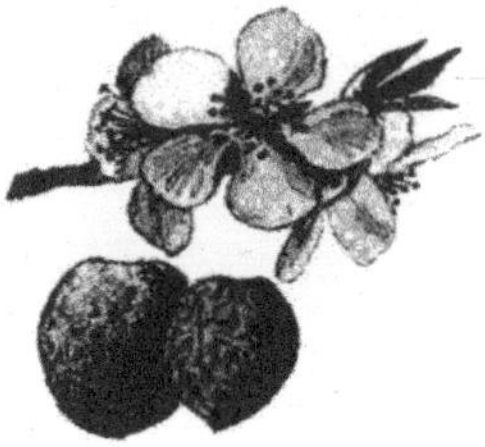

Amapola (*Papaver rhoeas*) Feldmohn, Klatschmohn

Bei Entzündungen:
Ein Breiumschlag
wird auf die
entzündete Stelle gelegt.
Schmerzen: Einen Brei
aus dem lila Mohn machen
und einreiben.
Katarrh: Ein Flanelltuch
wird in einen Aufguss
aus Mohn getaucht und
auf die Brust gelegt.
Lungenentzündung: Tee aus
dem roten Mohn.
Halsentzündungen: Tee.

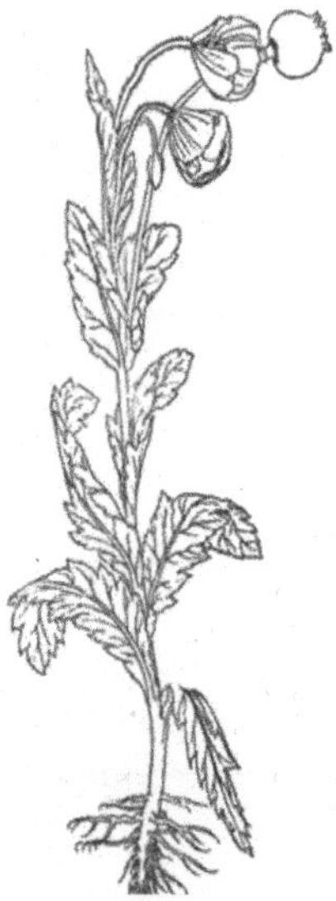

Amorseco *(Bidens pilosa)* Behaarter Zweizahn

Eine der Universalheilpflanzen der Insel, so häufig wie ein Unkraut, und mit Samen, die an allem haken bleiben:

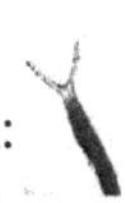

Bei Halsschmerzen, Heiserkeit: Als Tee und Gurgelwasser.
Bei Leberbeschwerden, Magenübersäuerung: Als Tee.
Bei aufsteigender Hitze: Als Tee oder Sitzbad.
Bei Furunkulose: Zweige weichkochen, zerstoßen, auf die Furunkel legen.
Bei Mundgeruch: Ein Tee aus den Wurzeln.
Bei Durchfall: Tee.
Bei Zahnschmerzen: Gurgelwasser.

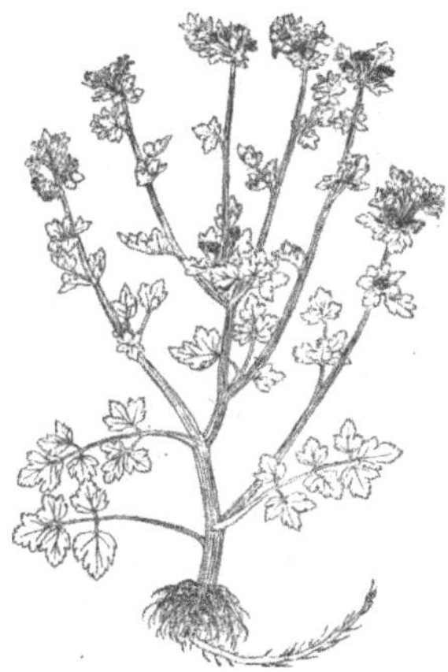

Apio *(Apium graveolens)*
Echter Sellerie

Bei Magenbeschwerden: Als Tee.
Zur sexuellen Anregung: Sellerie essen.
Bei Verdauungsstörungen: Als Tee.
Bei Menstruationsstörungen: Als Tee.
Doña Juana, die 83 Jahre alt ist, sagt:
„Die weiße Sellerie ist medizinisch wertvoll. Die rote Sellerie nicht."

Artemis *(Artemisia vulgaris)* Gewöhnlicher Beifuß, Gemeiner Beifuß

Bei Blasenentzündung: Als Tee.
Gegen Schmerzen: In Stücke schneiden,

in einem Töpfchen rösten.
In einen Beutel tun
und auf die schmerzende
Stelle legen.
Bei Menstruationsschmerzen: Als
Tee.
Bei Ausbleiben der Regel: Als Tee.
Bei Unterleibskrämpfen: Als Tee.

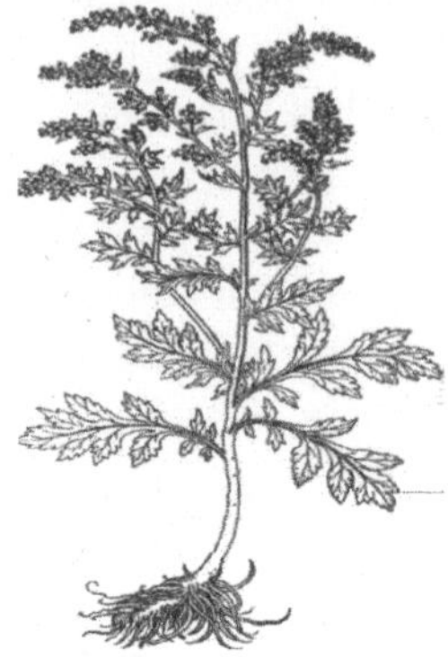

Atabaca *(Inula helenium)* Echter Alant

Bei plötzlicher Erkältung und Verkühlung:
Ein Stück Zweig unter die Füße. Auch in einem
Aufguss ein Fußbad nehmen.

Gegen Fieber: Tee. Auch die getrocknete Pflanze
im Zimmer des Kranken verbrennen.

B

Bálsamo *(Carpobrotus edulis)* Essbare Mittagsblume
Bei Verletzungen zur Heilung: Man bricht einen Zweig
durch und trägt die Flüssigkeit auf die Wunde auf.

Bolsa del pastor *(Capsella)* Hirtentäschel

Bei Nieren- und Leberbeschwerden: Tee.
Gegen Hämorrhoiden.

Gebärmutterentzündungen
(weißer Ausfluss):
Man kocht Pflanze und
Wurzel 3 Minuten.
Bei Blasenerkrankungen:
Als Tee.

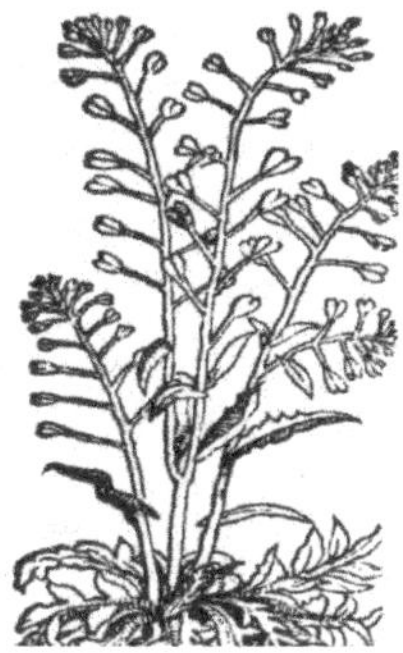

Borraja *(Borago officinalis)* Borretsch

Bei Herzleiden: Blüten als Tee.
Bei hartnäckigem, chronischem
Katarrh: Blüten als Tee.
Bei Masern: Blüten als Tee,
damit sie herauskommen
und gehen.

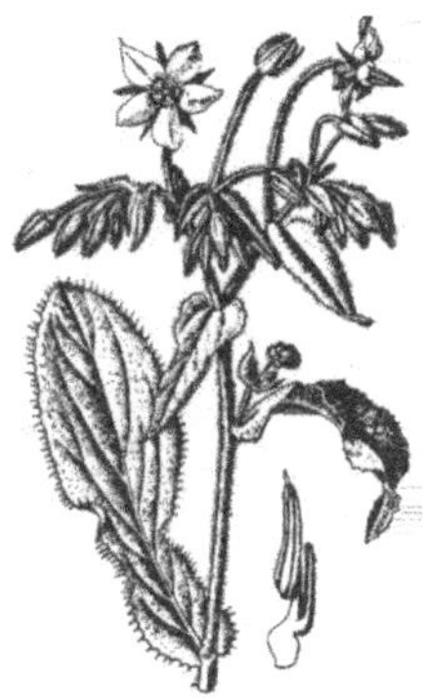

C

Calabaza *(Cucurbita)* Kürbis

Gegen Würmer: Die Kerne essen.

Campana *(Campanula)* Glockenblume

Gegen Asthma: Die getrocknete rote Blüte rauchen.

Caña limón *(Cymbopogon citratus)* Zitronengras

Gegen Bluthochdruck: Als Tee.
Bei Magenbeschwerden: Als Tee.
Bei Nervosität: Als Tee.
Bei Husten: Als Tee.
Bei Mundgeruch: Als Tee und Gurgelwasser.

Capuchina *(Tropaeolum)* Kapuzinerkresse

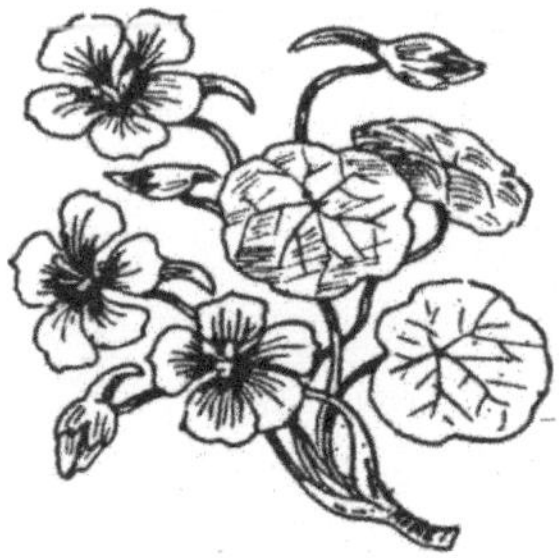

Gegen Haarausfall: Als Tee.
Zur sexuellen Anregung:
Als Tee.
Bei Blasenleiden: Als Tee.
Gegen Skorbut: Als Tee.
Im Salat auch roh essbar.

Cardo *(auch: Abrojo; carduus)*
Distel

Bei allen Leberleiden: Stängel kochen,
Blütensaft trinken.

Cardonera *(Carduus)* Ringdistel

Bei Lungenentzündung: Als Tee.
Gegen Fieber: Als Tee.
„Nebenher auch noch für Hexereien", sagt Doña Diana.

Castaña *(Castanea sativa)* Edelkastanie, Esskastanie

Gegen Durchfall: Tee aus Kastanien.

Cebada *(Hordeum vulgare)* Gerste

Generell: Geröstet und als Kaffeeersatz, erfrischend.
Bei Harnbeschwerden: Zweimal aufkochen, das erste Wasser wegschütten. Wenn die Körner platzen, seihen. Der Aufguss wird getrunken.
Bei Verstopfung: Kochen lassen, das erste Wasser wegschütten, nochmals aufkochen. Den Aufguss trinken.
Für Schwangere: Ein Gerstentee erfrischt.

Centaurea *(Centaurium)* Tausendgüldenkraut

Bei Diabetes.
Wurde 2004 in Deutschland zur Heilpflanze des Jahres gekürt.

Centeno *(Secale cereale)* Roggen

Gegen Gelbsucht (Ikterus): Rösten, einen Kaffee daraus bereiten.
Gegen Hepatitis: Rösten, dann auskochen, mehrmals am Tag davon trinken.
Gegen Gelbsucht auch: Gofio aus Roggen.

Chayotera *(Sechium edule)* Chayote

Bei Stress: Man bereitet einen Tee aus den Trieben.

Cilantro *(Eryngium foetidum)* Langer Koriander

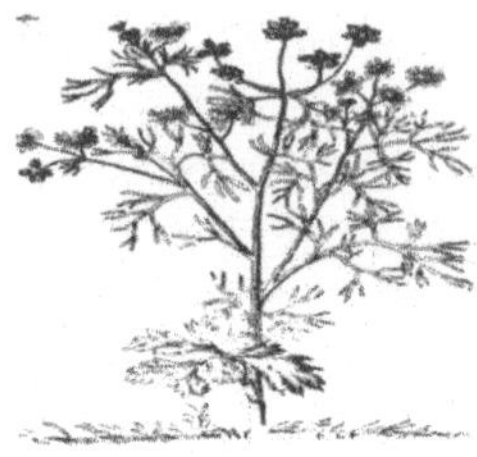

Regt den Appetit an.
Aber Vorsicht: Menschen, die eine langsame Verdauung haben oder unter Blähungen leiden sollten ihn nicht nehmen.

Codeso *(Cytisus)* Geißklee

Keuchhusten: Ein Tee aus der Blüte. Gut aufkochen und trinken. Auch ein Zweig soll hinein.

Col *(Brassica)* Kohl

Gegen Magenüberladung: Einen Tee aus der Wurzel bereiten.
Bei Blähungen: Einen Tee aus der Wurzel bereiten.

Cola de caballo *(Equisetum)*
Schachtelhalm

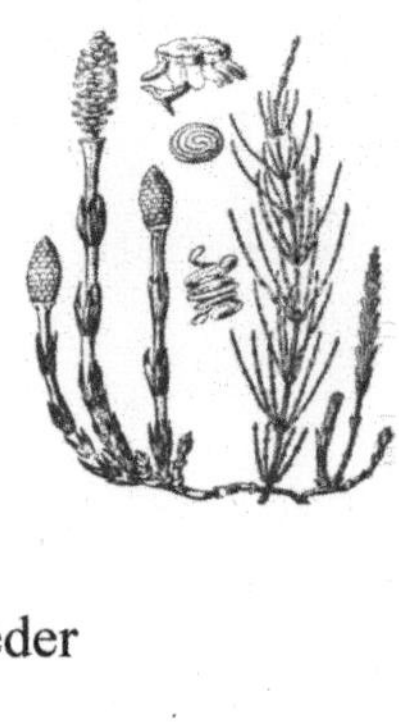

Bei Blasenentzündung: Tee.
Wirkt harntreibend.
Für die gute Funktion der Nieren.
Zur Blutreinigung: Als Tee auch zusammen mit Kamille.
Ganz generell:
Entzündungshemmend, reinigend, verdauungsfördernd, narbenbildend auf jeder

äußerlichen Verletzung. Gegen Magengeschwüre, Leberstauung, Blasenentzündung und Entzündungen der Harnwege, der Nieren.
Ein Liter Aufguss mit dieser Pflanze, sagt Santiago, der Spiritist, reinigt jegliches Organ und lässt sich mit fast jedem anderen Heilkraut mischen.

Comino *(Carum carvi)* Kreuzkümmel

Gegen Nabelkrampf: Soll gekaut und mit Wein genommen werden.
Gegen Gelbsucht: Als Tee.
Bei Krämpfen: In den Händen kräftig reiben und danach essen.
Gegen Magenüberladung: Einen Tee aus der Wurzel bereiten.
Bei Blähungen: Einen Tee aus der Wurzel bereiten.

Corneta Warzenkraut
Verschiedene Pflanzen werden Warzenkraut genannt, weil deren Milchsaft zur Behandlung von Warzen angewandt wird:
Kreuzblättrige Wolfsmilch (Euphorbia lathyris)
Schöllkraut (Chelidonium majus)
Beides in geringen Mengen nur äußerlich anwenden, **giftige Pflanzen!**

Culantrillo *(Adiantum capillus-veneris)*
Frauenhaarfarn, Venushaar

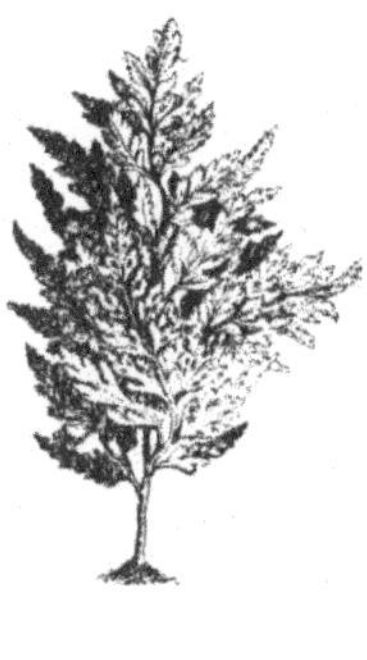

Bei Menstruationsbeschwerden.
Bei Beschwerden der Ovarien.
Gebärmutter: Stärkt die Gebärmutter.
Als Tee zu nehmen.

Bei unregelmäßigen Monatsblutungen:
Ein Esslöffel der Pflanze auf einen Viertelliter Wasser.
2 Minuten aufkochen.
Ausfluss: Wird mit Tee daraus geheilt.

D

Diente de león *(Taraxacum sect. Ruderalia)*
Gewöhnlicher Löwenzahn

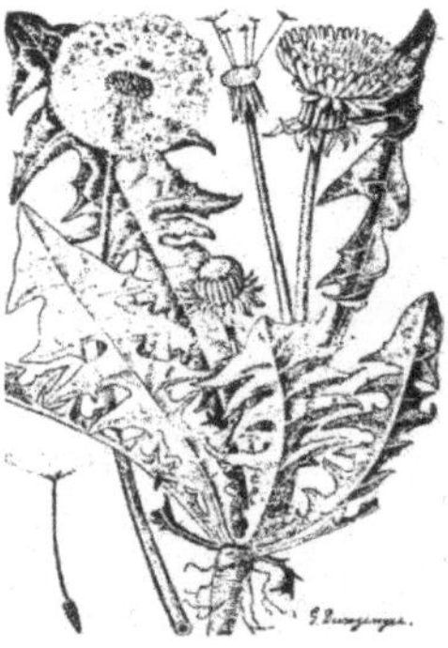

Bei Durchfall als Tee.
Bei Heiserkeit: Als Tee.
Gegen Kopfschmerzen, Fieber und Magenbeschwerden:
Als Tee.
Bei Reizungen der Harnwege und um die Nieren zu entlasten.
Bei Zahnschmerzen und neuralgischen Schmerzen.

Doradilla *(Asplenium ceterach, syn. Ceterach officinarum)* Milzfarn

Bei Blutarmut: Ein Aufguss.
Bei Kopfschmerzen: Ein Aufguss.
Gegen Bluthochdruck: Ein Aufguss.
Und außerdem bei: Schlechter Verdauung, Harnleiterentzündung, Leberleiden, Nierenleiden, Magenbeschwerden und Blasenentzündung.

E

Encina *(Quercus ilex)* Stein-Eiche

Gegen Katarrh: Als Tee.

Enredadera *(Convolvulaceae)* Winde

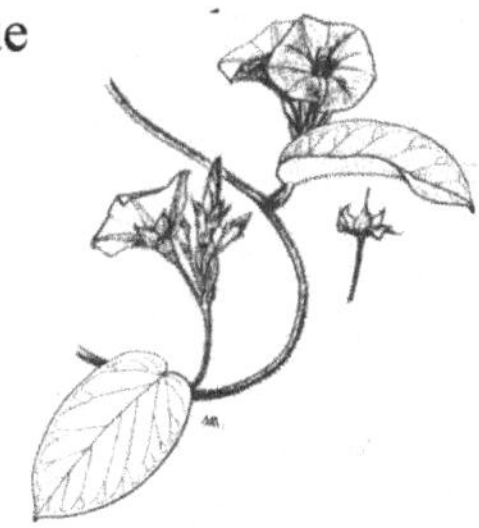

Gegen Mitesser und Akne. Einen Aufguss bereiten und das Gesicht damit waschen.
Gegen Verstopfung: Ebenfalls als Tee.
Gegen Durchfall: Als Tee.

Espárragos *(Asparagus)* Spargel

Hilft bei Blutkrankheiten und Gelbsucht.

Eucalipto *(Eucalyptus)* Eukalyptus

Bei Grippe: Man produziert Dämpfe im Krankenzimmer.
Bei allen Erkältungskrankheiten: Dämpfe inhalieren.
Auch zusammen mit Rosmarin im Zimmer verbrennen.

F

Faya *(Myrica faya)* Gagelbaum

Bei Grippe: Einen Aufguss aus der Borke.
Augen: Die Früchte essen, um gut zu sehen.

Schnittwunden: Wirkt wie Jod. Man klebt ein bisschen Borke oder Harz davon auf die Wunde.

Fistolera *(Scrophularia)* Braunwurzen

Gegen Fisteln: Die Fisteln mit einem Aufguss waschen und zerquetschte Fistolera auf die Fistel tun.

Flor de naranja y limón *(Citrus)* Orangen- und Zitronenblüten

Generell: Als Tee für kleine Kinder.
Bei Nervosität: Als Tee.
Bei Schreckhaftigkeit: Als Tee.

Flor del tilo *(Tilia platyphyllos)* Sommerlinde; *(Tilia cordata)* Winterlinde

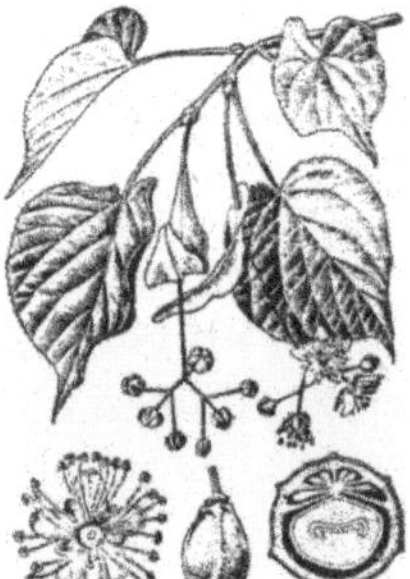

Bei Nervenschwäche: Tee.
Bei hartnäckigem, starkem Katarrh:
Einen halben Liter Tee.
Wirkt schweißtreibend.

Fresa *(Fragaria)* Erdbeeren

Gegen Gelbsucht: Blätter, Blüten und Wurzel,
alles zusammen aufgekocht.

G

Gamona *(Asphodeloideae)* Affodilgewächse

Gegen Haarausfall: Die Wurzel davon auskochen und mit dem Aufguss das Haar waschen.

Grama *(Elymus)* Hundsgras, auch Quecken. Sind eine Pflanzengattung der Familie der Süßgräser *(Poaceae = Gramineae)*

Gegen Nierensteine, Erkrankungen des Verdauungstraktes. Man benutzt nur die Wurzeln, ziemlich lange ausgekocht. Diesen Aufguss muss man immer auf nüchternen Magen nehmen.
Gegen Nierenleiden: Als Tee.
Gegen Leberleiden: Als Tee.

Granada *(Punica granatum)* Granatapfel

Durchfall bei Kindern: Einen Aufguss aus der Schale.

Guayava guajava *(Psidium guajava)* Echte Guave

Bei Durchfall, Magenbeschwerden:
Aufguss aus Blättern und Wurzel.

Gegen Sodbrennen: Tee aus den zarten Blättern der grünen Guajave.
Gegen Hämorrhoiden: Borke kochen und sich mit dem Aufguss waschen.

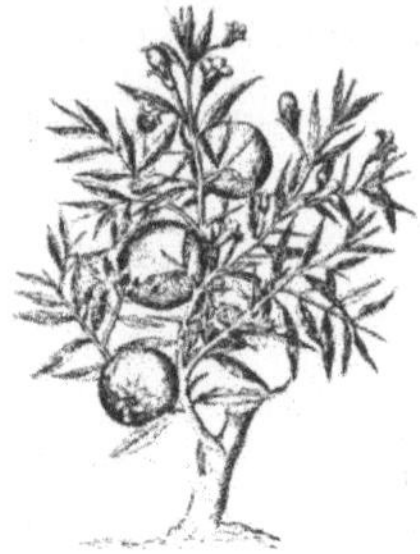

H

Habas *(Vicia faba)* Ackerbohne, Saubohne

Gegen Fieber, auch wenn es Fieber bei Wöchnerinnen ist: Mit Wasser oder Brühe, zerquetscht und auch als Bohnenmehl.

Hierba Camella *(Phytolacca)* Kermesbeeren

Gegen Warzen. Vorsicht: Unbehandelt giftig.

Hierba Clin (Ajuga iva) Mittelmeer-Günsel, Moschus-Günsel; gehört zu der Familie der Lippenblütler

Katarrh: Tee.
Grippe: Tee.
Lungenentzündung: Tee.

Hierba Luisa *(Aloysia citrodora)* Zitronenstrauch

Zur Nervenstärkung: Tee.
Bauchschmerzen: Als Tee, aber nur für Frauen.
Menstruationsprobleme (zu viel, zu wenig oder schmerzhaft): Tee.
Bei Herzbeschwerden: Tee.

Higuerilla *(Ricinus communis)* Wunderbaum; gehört zur Familie der Wolfsmilchgewächse

Gegen Schmerzen: Mit dem Saft macht man Pflaster, zum Auflegen. Vorsicht: Samenschalen des Wunderbaumes sind sehr giftig!

Hinojo *(Foeniculum vulgare)* Fenchel

Gegen Blähungen.
Gegen Augenentzündungen: Mit einem Aufguss spülen.
Bei Bauchschmerzen: Als Tee.
Gegen Nierengries, Blasensteine: Einen Aufguss aus der Wurzel bereiten.
Gegen Koliken: Als Tee.
Gegen Erbrechen: Aus den Blüten wird ein Tee bereitet.

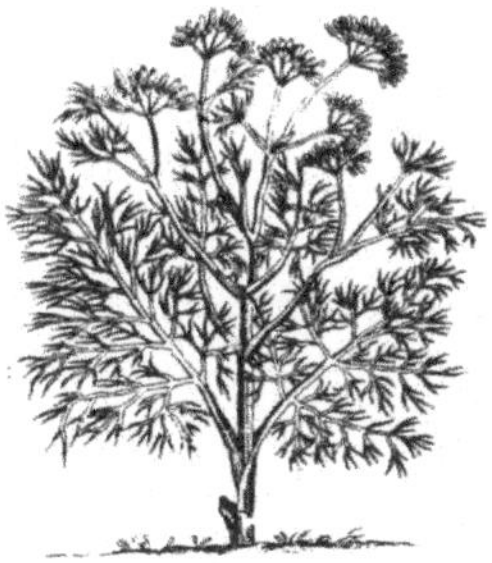

Hortelana, hierbabuena *(Mentha spicata)* Grüne Minze

Gegen Spulwürmer: Als Tee.
Gegen Leibschmerzen und Kopfschmerzen: Ein Tee.
Bei Kater: Tee der kleinen Hortelana trinken.
Gegen Zahnschmerzen: Das getrocknete Kraut rauchen.
Bei Zahnbeschwerden, Zahnfleisch: Auskochen, und den Mund damit spülen. Lange im Mund behalten.

L

Laurel *(Laurus nobilis)*
Echter Lorbeer

Gegen schlechtes Sehen: Lorbeeröl. Man tut ein paar Blätter in eine Flasche. Die Flasche wird gut verschlossen. Es entweicht den Blättern Öl. Davon wiederholt einen Tropfen in die Augen.

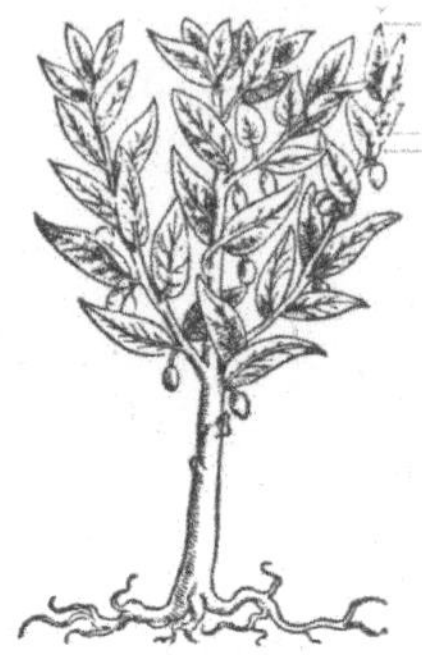

Lavasa *(Rumex pulcher)* Ampfer

Gegen Magenüberladung und Völlegefühl:
Die Wurzel als Tee.

Lechuga *(Lactuca sativa)* Gartensalat

Gegen Unruhe, Nervosität: Die Blüte kochen und zu sich nehmen. Auch das Wasser trinken.

Bei Schlaflosigkeit: Einen Aufguss daraus.

Lentisco *(Pistacia lentiscus)* Mastixstrauch

Gegen Schmerzen: Als Tee.
Gegen Erkältungen: Das Öl des Mastixstrauchs.
Rheumatische Schmerzen: Einen Auszug mit Alkohol bereiten, damit einreiben.

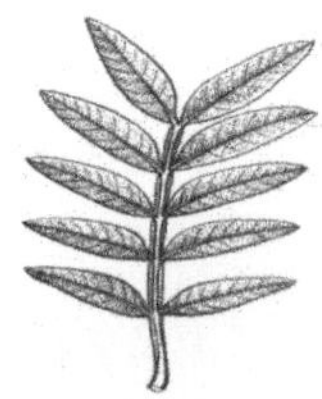

Lepido *(Lepidium sativum)* Gartenkresse

Bei Verdauungsbeschwerden:
Ein Tee zersetzt das, was die Ursache dafür war.
Tuberkulose: Den Saft der Kresse trinken.

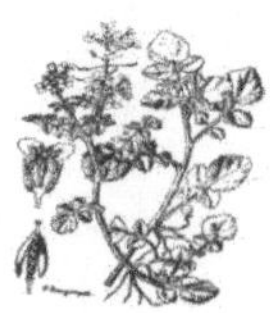

Linaza *(Linum usitatissimum)* Gemeiner Lein

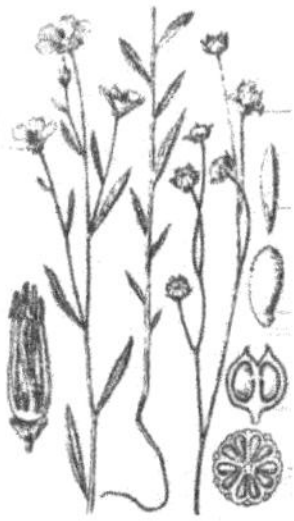

Bei Verstopfung: Einige Samenkörner in Wasser einnehmen.
Bei Leberbeschwerden:
Einen Breiumschlag auflegen.
Gegen Augenentzündungen: Der Samen.
Gegen Gerstenkörner in den Augen:
Man tut ein Samenkorn darauf.

Llanten *(Plantago major)* Breitwegerich

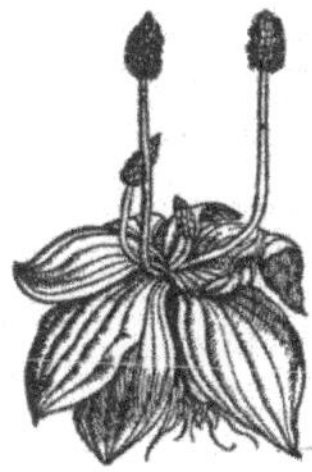

Bei Augenentzündungen: Einen Aufguss bereiten und die Augen damit spülen.
Gegen überanstrengte Augen: Umschläge.
Auch: Bei Darmbeschwerden, Magengeschwüren, Katarrh, Bronchitis, Halsschmerzen, Angina.
Zur Blutreinigung.

M

Malva *(Malva sylvestris)* Wilde Malve, Große Käsepappel

Gegen Asthma: Ein Tee aus der Wurzel und den Zweigen.
Bei Katarrh: Ein Tee aus den Blättern.
Wirkt schleimlösend.
Bei Halsentzündungen: Die Blätter kochen und einen Breiumschlag auf den Hals legen.
Gegen Hämorrhoiden: Die Dämpfe.

Manzanilla (*Matricaria chamomilla*, häufig wird auch *Matricaria recutita* als korrekter Name angesehen) Kamille; In Deutschland zur Heilpflanze des Jahres 2002 gekürt.

Gegen Haarausfall: Haare mit einem Aufguss waschen.
Bei Völlegefühl, Magenüberladung:
Als Tee.
Um Haar aufzuhellen: Damit waschen.
Bei Erbrechen: Als Tee.
Gegen Nervosität: Als Tee.
Bei Verletzungen, Hautinfektionen:
Mit einem Aufguss waschen.
Augenprobleme: Umschläge, jedoch immer kalt.
Geburt: Für Waschungen.

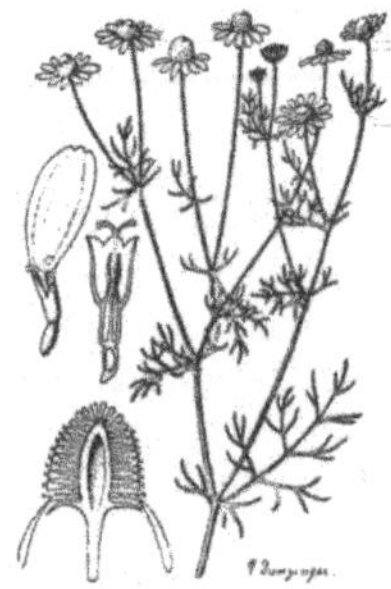

Marrubio *(Marrubium)* Andorn

Gegen Fettsucht, Rheuma.
Magenbeschwerden.
Schwierigkeiten beim Harnlassen: Wirkt stark harntreibend und entwässernd.

Matalahuva *(Pimpinella anisum)* Anis

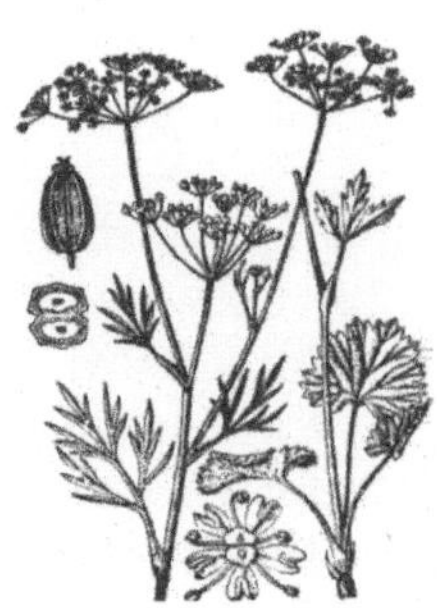

Gegen Blähungen: Ein Tee.
Bei Koliken: Als Tee.
Bei Erstickungsanfällen: Als Tee.

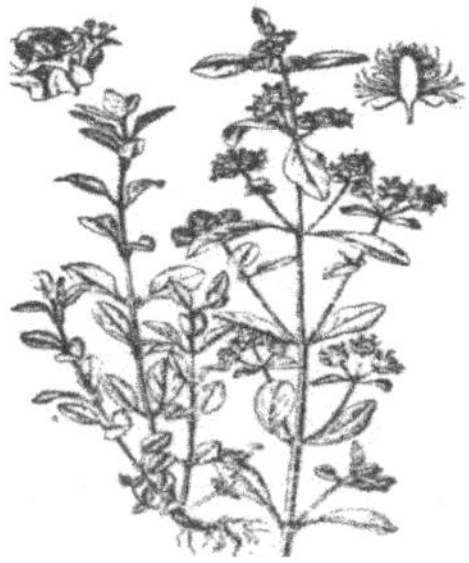

Majoran *(Origanum majorana)*
Majoran

Zur Beruhigung der Nerven als Tee.
Gegen Katarrh: Als Tee.
Bei Magenbeschwerden: Als Tee.

Melera *(Anchusa arvensis, Syn.: Lycopsis arvensis)*
Acker-Ochsenzunge

Gegen Furunkel: Man zerquetscht die Pflanze und mischt sie mit Olivenöl und Balsamico. Vorsicht: Nur zur äußeren Anwendung!

Melisa *(Melissa)* Melissen; Zitronenmelisse *(Melissa officinalis)*

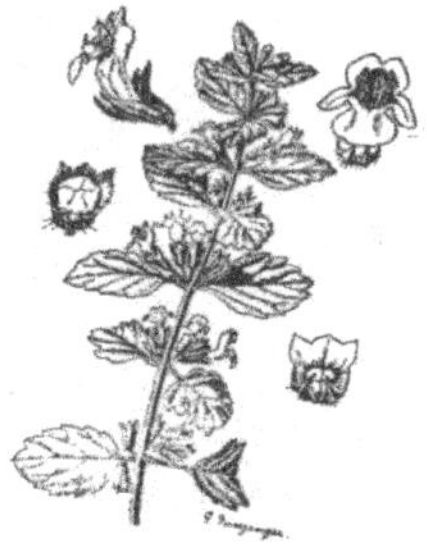

Zur Nervenstärkung: Tee.
Bauchschmerzen: Als Tee,
aber nur für Frauen.
Bei Menstruationsproblemen: Tee
Bei Herzbeschwerden: Tee.

Millo, maíz *(Zea mays)* Mais

Bei Blasenentzündung: Wirkt harntreibend.
Bei Nierenbeschwerden: Wirkt reinigend.
Bei Verstopfung: Die Maisblüte, gut gekocht.
Für Frauen, die nicht genügend Milch für ihren Säugling haben: Tee aus jungen, noch grünen Maiskolben.

Moririña *(Fumaria)* Erdrauch

Bei Kreislaufproblemen: Wirkt anregend.

Murta *(Myrtus communis)* Myrte

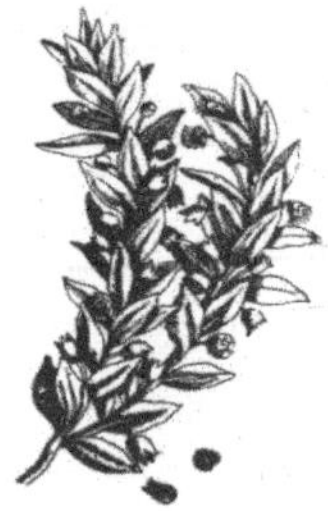

Gegen Haarausfall und fettiges Haar:
Mit einem Aufguss waschen.
Lässt bei Neugeborenen die Nabelschnur abtrocknen, wenn man warme Umschläge damit macht.

N

Nabo *(Brassica rapa subsp. rapa)* Speiserübe

Herzbeschwerden: Man kocht sie oder isst sie als Salat.

Naranjo *(Citrus × sinensis L.)* Orange

Für den Magen: Tee aus den Blättern der Orange auf nüchternen Magen.
Nerven- und Herzbeschwerden: Als Tee.

Níspero *(Mespilus germanica)* Mispel

Gegen Schlaflosigkeit: Einen Tee aus den Blättern bereiten.
Gegen Durchfall: Einen Tee aus den Trieben bereiten.

Nogal *(Juglans regia)* Echte Walnuss
Bei Geburten: Zur Waschung.
Bei Hautkrankheiten: 3 Blätter in einem Viertelliter Wasser aufkochen. Trinken. Auch als Bad zu empfehlen.
Bei Unterleibsproblemen: Sitzbäder.
Nierenbeschwerden, Harntraktbeschwerden: Ein Tee.
Gegen Kopfschmerzen: Die Walnüsse essen.
Blutungen nach Zahnextraktionen: Mundspülungen.
Um das Haar nachzudunkeln.

O

Orégano *(Origanum vulgare)* Oregano, Wilder Majoran

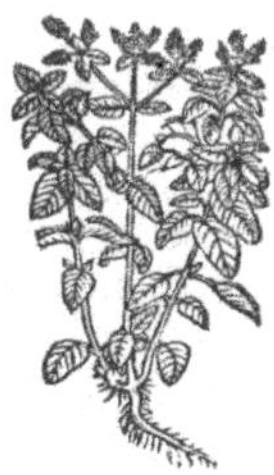

Bei Potenzstörungen: In kleinen Mengen.
Bei Bauchschmerzen: Ein bisschen Oregano und darauf Wasser trinken.

Oreja de ratón *(Hieracium pilosella, Syn.: Pilosella officinarum)* Mausohr-Habichtskraut

Gegen Würmer: Als Tee.

Ortiga *(Urtica)* Brennnessel

Gegen Haarausfall: Einen Aufguss der stechenden Brennnessel bereiten.
Bei Lungenentzündung: Einen Aufguss aus der stechenden Brennnessel bereiten oder sie getrocknet essen. Zur Blutreinigung.

P

Papa, Patata *(Solanum tuberosum)* Kartoffel

Gegen Kopfschmerzen: Scheibchen auf die Schläfen legen.

Pasote *(Chenopodium)* Gänsefuß

Bei Problemen der Galle und der Gallenblase: Als Tee.
Bei Bauchschmerzen: Als Tee.
Gegen Würmer: Als Tee.
Bei Durchfall: Als Tee.

Pata de graja *(Geranium)* Storchschnabel

Gegen Diabetes.
Bei Problemen des Blutdrucks.

Pepino *(Cucumis sativus)* Gurke

Bei Nierenbeschwerden: Aus der Schale einen Tee bereiten.

Perejil *(Petroselinum crispum)* Petersilie

Bei Ohrenschmerzen: Während 2 Wochen Petersilie kauen.
Bei Nasenbluten: An Petersilie riechen.
Abtreibungen: Höher dosiert. Man zerstampft sie, vermischt sie mit Wasser und trinkt.
Gegen Zahnschmerzen: Tee aus der Wurzel.
Gedächtnisschwäche: Tee daraus bereiten. Viel davon essen.

Pino canario *(Pinus canariensis)* Kanarische Kiefer

Bei Zahnschmerzen: Den Samen kochen und immer einen Mundvoll davon zur Spülung nehmen.
Grippe: Grüne Pinienzapfen kochen.
Zum Blutstillen einer Verletzung: Junge Borke auf die Wunde legen.
Keuchhusten: Ein Tee aus dem gelben Blütenstaub, den die Blüte abgibt, wenn sie sich öffnet.

R

Rabanito *(Raphanus sativus var. sativus)* Radieschen

Blutergüsse: Den Saft der Blätter aufstreichen.

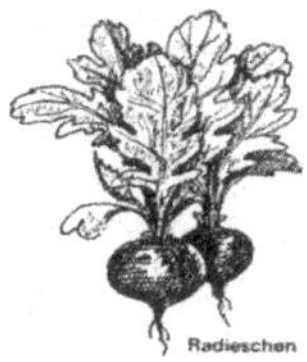

Radieschen

Ratonera *(Forsskaolea angutifo lia)*, keine deutsche Bezeichnung (direkte Übersetzung: Mausefalle, lateinisch nach Schwedischem Botaniker Peter Forsskål benannt)

Gegen blutigen Durchfall: Einen Tee daraus.
Gegen Wundrose: Tee.
Verletzungen: Mit einem Aufguss waschen.
Entzündung der Blase und der Harnwege: Tee.

Rebollo *(Quercus cerris L.)* Zerr-Eiche

Bei Grippe und Lungenentzündung: Als Tee.
Gegen Lungenentzündung: Tee aus der Blüte.
Katarrh: Zusammen mit Mandeln aufkochen.
Bei Fieber: Tee aus den Blättern weißen Zerreiche, um es zu senken.

Reseda *(Resedaceae)* Reseda

Gegen Wundrose, Entzündungen.

Romero *(Rosmarinus officinalis)* Rosmarin

Gegen Ausschlag: Mit einem Aufguss waschen.
Schwaches Haar: Einige Triebe mit Christusdistel aufkochen. Darin waschen.
Schuppen: Das Haar mit einem Aufguss waschen.
Gegen Geckos: Das Haus mit Rosmarin ausräuchern.
Dann hat man stattdessen Fliegen, die sonst der Gecko frisst. Aber manchen Leuten auf der Insel sind Geckos unangenehm.

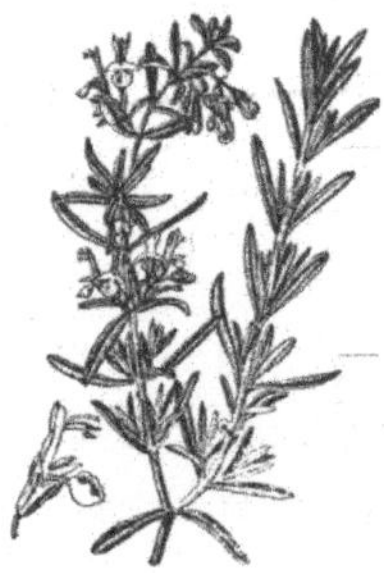

Rompepiedras *(Lepidium latifolium)* Pfefferkraut

Bei Nieren- und Blasenleiden: Einen Tee.
Bei Nierensteinen, Gallensteinen: 3-4 Minuten in Wasser kochen. Zerstört den Stein.
Leberbeschwerden: Einen Tee.

Ruda *(Ruta graveolens)* Weinraute

Gegen Nervosität: Tee.
Bei Schmerzen: Wilde Raute.
Bei Gedächtnisschwäche: Tee.
Zur sexuellen Anregung des Mannes: Tee. Bei Völlegefühl: Tee.

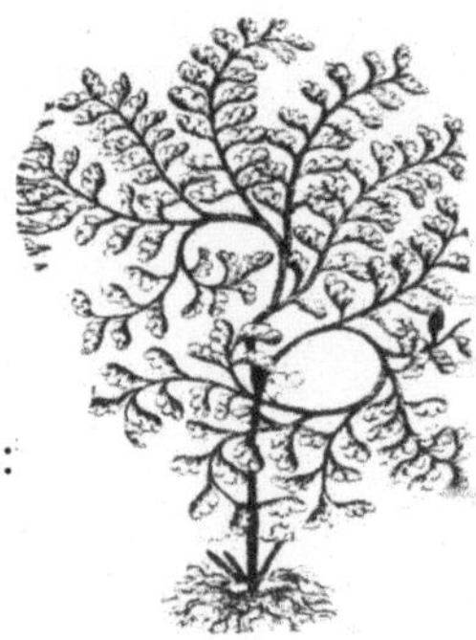

S

Sabina *(Juniperus phoenicea)* Phönizischer Wacholder

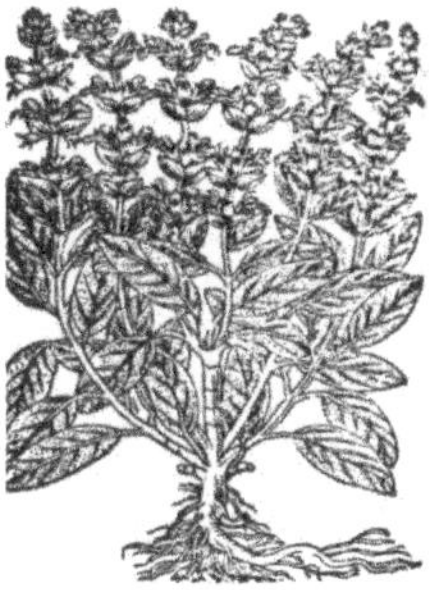

Gegen Altersbeschwerden, Schmerzen: Einen Tee aus den Samenkapseln, Stängeln und Borke bereiten.

Salvia *(Salvia)* Salbei

Gegen Katarrh: Tee.
Bei Heiserkeit: Tee.
Nervenschwäche: Tee.
Halsentzündungen: 3 Triebe kochen und mit dem Wasser gurgeln.

T

Tabaco *(Nicotiana)* Tabak

Gegen Zahnschmerzen: Die Rippen des Blattes rauchen.
Herpes an der Lippe: Grünes Tabakblatt drauflegen.

Tarajal *(Tamarix)* Tamariske

Bei Verstauchungen, Zerrungen: Den Saft mit Erde vermengt auf die schmerzende Stelle tun.
Blutiger Durchfall: Einen Tee davon.
Mundbeschwerden: Man kaut ihn für Zähne und Zahnfleisch.

Zahnschmerzen: Einen Aufguss bereiten, lange im Mund behalten.

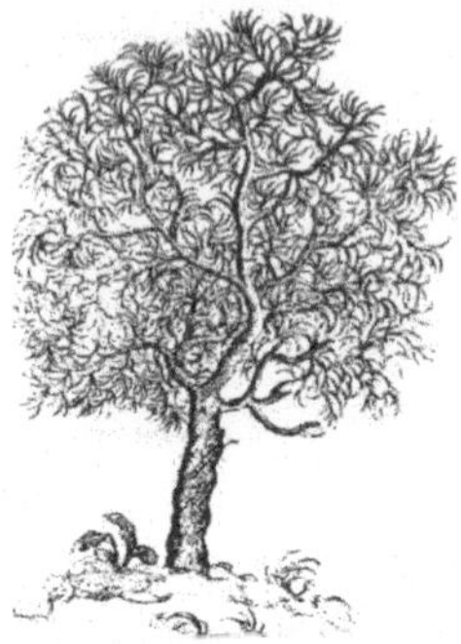

Tedera *(Bituminaria bituminosa)* Asphaltklee, auch Pechklee genannt

Bei Blutungen: Kauen und auf die Wunde tun.

Tomillo *(Thymus)* Thymian

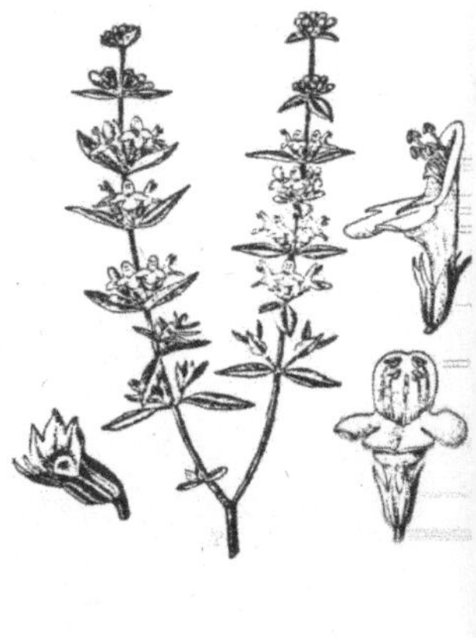

Bei Kreislaufbeschwerden: Tee.
Gegen Schuppen: Das Haar mit einem Aufguss von wildem Thymian waschen.
Pickelchen bei Kindern: Man badet sie in Wasser mit wildem Thymian.
Hoher Blutdruck: Tee.
Lungenentzündung: Tee aus wildem Thymian.
Katarrh: Tee.

Tostonera *(Adiantum reniforme)* Nierenfarn

Gegen Keuchhusten: Als Tee.
Bei Gefahr und Symptomen von Fehlgeburt: Als Tee.
Regelschmerzen: Als Tee zwei oder drei Tage vorher.

Treintanudos, centinodia *(Polygonum aviculare)*
Vogelknöterich

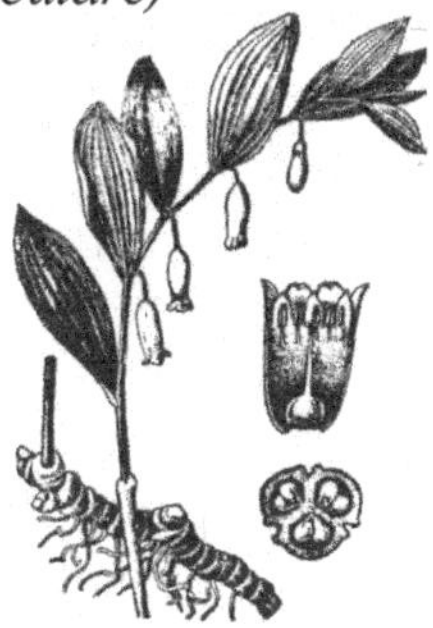

Bei hohem Blutdruck: Als Tee.
Gegen Gelbsucht: Als Tee.
Bei Nierenbeschwerden: Als Tee.
Bei Blasenbeschwerden: Als Tee.
Bei hartnäckigem Fieber: 20 Gramm der grünen Pflanze pro Liter Wasser und 4 Minuten kochen.

V

Verbena *(Verbena officinalis)* Eisenkraut

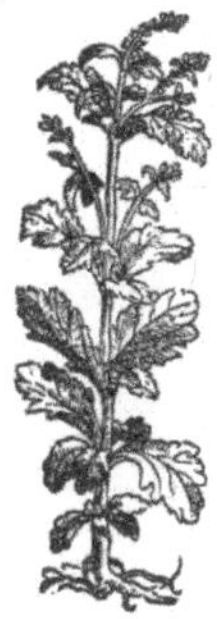

Gegen Haarausfall: Mit einem Aufguss waschen.
Stärkt und stoppt den Haarausfall. Auch vorbeugend.

Verdolaga *(Portulaca oleracea)*
Portulak

Für Genesende: Enthält Minerale. Als Tee.
Durchfall: Als Tee.
Gegen Würmer: Als Infusion.
Verletzungen: Zerstampfen und auf die Verletzung tun.

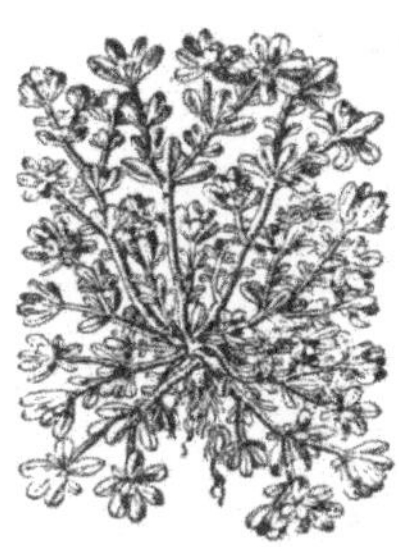

Vid *(Vitis vinifera)* Rebstock

Gegen Augenbeschwerden: der Saft der nach dem Schneiden
herausfließt, wird eine Saison lang in einer Flasche aufbewahrt, dann benutzt.
Gegen Nervosität: Ein Tee aus den Triebspitzen der Rebe. Am besten die roten Triebe.

Violeta *(Viola)* Veilchen

Gegen Katarrh: Tee aus Wurzel, Blüte und Zweigen.

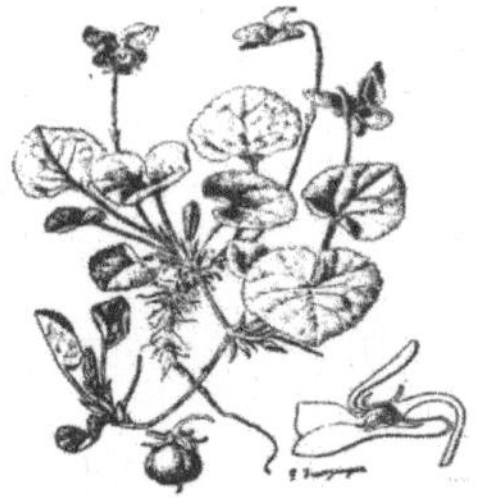

Z

Zarzaparilla *(Smilax)* Stechwinden

Gegen Verstopfung: Dreimal täglich auf nüchternen Magen. 15 Gramm der grünen Pflanze auf 1 Liter Wasser. 8 Minuten kochen.
Bei Blutarmut: Als Tee.
Zur Blutreinigung: Als Tee.
Gegen Katarrh: Als Tee.

Zumaque *(Rhus coriaria)* Gewürzsumach

Bei Verletzungen, Verstauchungen: Zerstoßen und auf die Verletzung legen.

Einige der wichtigsten Heilerrezepte

Wie wir am Anfang schon gesagt haben, haben die Heilkräuter in den Händen der Heiler eine doppelte Funktion: Sie sollen gesund erhalten und Krankheit möglichst vermeiden. Und sie sollen, wo Krankheit auftritt, die Gesundheit wiederherstellen.

Hier wird nun von der Zusammenstellung heilender Kräuter im Sinne der Wirkungssteigerung berichtet. Die Heiler und Heilerinnen haben durch Überlieferung und durch Versuche jeder und jede eigene Rezepturen entwickelt. Das erstaunt bei der Abgeschiedenheit, in der diese Menschen lebten und leben, nicht. Erstaunlich ist etwas anderes: Im Allgemeinen wird Übereinstimmung sichtbar, Übereinstimmung jedenfalls in großen Linien. Für mich ist das ein Hinweis auf die forscherische Redlichkeit der Rezepte, auf ihre empirische Stimmigkeit. Außerdem scheint es mir darauf hinzuweisen, dass uraltes Wissen und uralte Überlieferung in diesen Bereichen auf der Insel vorhanden sind, und dass alle Heiler aus dieser Quelle schöpfen.

In die eine oder andere Rezeptur – auch das wurde schon gesagt – spielt Magie und Hexerei hinein. Ein Kapitel weiter hinten ist diesem kuriosen Phänomen gewidmet.

Hier sind nun Vorschläge der Heiler für viele der häufigsten Krankheiten und Beschwerden. Wir geben hier die Kräuter, so weit wie möglich, auf Deutsch wieder. Ein Kräuterlexikon in spanisch-deutsch und in deutsch-spanisch befindet sich im letzten Teil des Buches.

Gleich am Anfang finden wir Rezepturen für die Schwangerschaftsunterbrechung. Uneheliche Schwangerschaft war und ist in traditionellen Gesellschaften ein Unheil, bei dem sich die betroffene Frau in einem unlösbaren Dilemma befindet. Sie verliert auf jeden Fall: Entweder die Ehre oder das Kind. Kinderreichtum und Hoffnung auf später machten den Verlust des Kindes weniger unerträglich als den Verlust von Ehre und Hoffnung auf Lebenszeit.

Rezepte zur Schwangerschaftsabbrechung:
Stinkstrauch, Raute und Zitronenkraut. Aus diesen drei Kräutern wird ein starker Aufguss gemacht.
Oder auch: Rosmarin und Raute als Tee.
Oder Raute, Safran und Rosmarin.
Weinraute taucht in mehreren Rezepten auf. Von der Christusdistel haben wir schon erfahren, dass sie zur „Hexerei" taugt. Möglicherweise ist „Hexerei" ein maskierendes Wort für die abtreibende Wirkung der Pflanze.

Asthma:
Wenn es sich um Bronchial-Asthma handelt, bereitet man einen Aufguss mit drei Trieben der weißen Feige. Dann nimmt man drei Bällchen Talg von einer Ziege oder vom Hammel. Man nimmt ein wenig von dem Aufguss und ein Talgbällchen zu sich. Und so immer weiter, bis alles eingenommen ist.
Wenn es zu asthmatischen Erstickungsanfällen kommt, muss man die Blüten der weißen Campana rauchen. Zusätzlich hilft ein Tee des wilden Salbei.

Blutreinigung:
Frauenhaar, Gurke, Kichererbse. Daraus ein Aufguss.

Diabetes:
Andorn, Heidekrautwurzeln, trockene Hülsen von Bohnen und Fenchel. Daraus ein Tee.

Durchfall:
Behaarter Zweizahn (Amorseco), Kamille und Honig.

Gallebeschwerden:
Acker-Schachtelhalm, Gänsefuß, Malve, Pfefferkraut: Tee.

Geschwüre:
Gemahlene weiße Bohnen, um das Geschwür auszutrocknen.

Haarausfall:
20 Gramm Eisenkraut, 30 Gramm wilder Thymian und 20 Gramm Rosmarin für einen Liter Wasser. Drei Minuten kochen, dann damit die Haare alle drei Tage waschen bis zum neunten Tag.
Rosmarin, Harz der kanarischen Kiefer und Wein der Insel. Eine Zeitlang einwirken lassen.
Balsamstrauch und Thymian lassen das Haar kräftig wachsen.

Halskrankheiten:
Behaarter Zweizahn und 3 Triebe vom Brombeerstrauch. Zerstoßen und Tee daraus bereiten. Zum Gurgeln.

Oder auch: Mit einem Aufguss von Yendro gurgeln und den Rachen spülen.

Heiserkeit:
Rosmarin und weißer Eukalyptus. Dämpfe inhalieren.

Herzbeschwerden:
Minze und Melisse. Daraus einen Tee bereiten.

Gelbsucht:
Mohn und Rosmarin. Daraus Tee bereiten. Zusätzlich eine Kette aus Knoblauchzehen um den Hals tragen.

Katarrh:
Bei Bronchitis wird Oregano und Thymian empfohlen. 2 Gramm von jedem für ein Glas Wasser. 2 Minuten aufkochen.
Bei hartnäckigem Husten: 3 Veilchenwurzeln.
3 Fenchelwurzeln und 9 Mandeln ohne Schale. Diese werden in einem Liter Wasser gekocht, bis die Hälfte verkocht ist. Man nimmt nun die Wurzeln und Mandeln heraus, tut Zucker hinzu und gibt starkes Feuer, bis nur noch ein Viertel der Flüssigkeit übrig ist. Man erhält einen Viertelliter Sirup.
Kamille und Kümmel: Daraus ein Tee.

Körpergeruch:
Sellerie, Salbei, Thymian und Weinessig. Tee.

Krämpfe:
Weihrauch zusammen mit Oregano und 3 Knoblauchzehen aufgekocht. Ein wenig Safran der Insel mit Wein.

Lungenentzündung:
Hierba Clin, Eukalyptus und Brennnessel. Veilchen, Brennnessel, Hierba Clin und Weißdorn. Gut kochen, mit Zucker verstärken und einen Saft daraus machen.

Magen:
Minze, Salbei und Kamille. Daraus einen Tee. Empfiehlt sich für Beschwerden der Gallenblase, für Völlegefühl.
Kohlwurzel, Ampferwurzel und Selleriewurzel. Zum Tee aufkochen.
Veilchenwurzel und Malvenwurzel. Ist ein Brechmittel, das den Magen reinigt.
Behaarter Zweizahn, Kamille, Gänsefuß und Nussbaumblätter. Daraus einen Tee herstellen.

Mundgeruch:
Petersilie kauen oder Tee aus Petersilie trinken. Tee aus der Wurzel von Behaartem Zweizahn trinken.

Mundkrankheiten:
Bei Geschwüren, dicker Backe zerstößt man Weizen, Safran der Insel und mischt mit Mandelöl. Das wird auf die Schwellung getan oder auf das Geschwür, welches daraufhin aufgeht.
Bei Zahnschmerzen nimmt man eine Gewürznelke. Man zerkaut sie und tut sie in das Loch. Zuerst tut das etwas weh, aber dann verschwindet der Schmerz.

Wenn's überhaupt nicht wehtun soll: Wurzel von einer Palme wird gekocht, dann nimmt man den Aufguss zu sich und spült auch den Mund damit.
Noch einmal bei Zahnschmerzen: Man macht einen Trichter aus Papier und führt durch ihn hindurch den Rauch von verbrannten Samenkapseln der Salbei an das Loch im Zahn.

Nasenbluten:
An Petersilie oder Grüner Minze schnuppern.

Nervenschwäche:
Minze, Salbei und Kamille. Als Tee.
Salat und Majoran. Aufkochen, dann erst die Blütenblätter vom roten Mohn hinzutun. Ziehen lassen.
Kresse, Malve, Raute, Basilikumkraut, Zitronenkraut. Als Tee.
Raute, Gänsefuß, Senf, Melisse, Orangenblüten, roter Knoblauch. Als Tee.
Ein Liter Trester und ein Kilo Zucker. Man tut einige Tropfen Zitrone hinein, kleingeschnittene Kamille, Melisse, Zitronenkraut, eine Fenchelwurzel, eine Muskatnuss, Stern-Anis, Baldrian, Johanniskraut und geriebenes Hirschhorn. Einige Zeit stehen lassen, dann bei Bedarf einnehmen, jedoch die Kräuter in der Flasche lassen.

Nierenbeschwerden:
Maisbart und Acker-Schachtelhalm. Als Tee.
Die Schalen vom Granatapfel und von der Quitte. Als Tee.
Bei Nierensteinen: 3 Blätter vom Zitronenbaum mit einer

Fenchelwurzel und einer Wurzel vom Hundsgras. Kochen. Mehrere Male am Tag einnehmen.
Bei Nierenreizung: Tee aus Maisbart, Hirtentäschel, Vogelknöterich, Acker-Schachtelhalm, Brennnessel, Behaarter Zweizahn.
Baumheide, Hirtentäschel, Vogelknöterich, auch Kamille dazu.
Nussbaumblätter, Kamille und Wegerich. Als Tee.

Schmerzen:
Raute und Rosmarin. Als Tee.
Knoblauch in Alkohol: Die schmerzende Stelle einreiben.
Gegen Ischiasschmerzen: Man kocht einen Zweig vom Mastixstrauch in Petroleum. Wird in eine Flasche gefüllt und zum Einreiben benutzt.
Gegen Schmerzen in der Nierengegend: Wurzel, Bart und Ähre der Maispflanze. Aufkochen und zum Einreiben benutzen.

Schwäche, Kräfteverfall:
Gänsefuß, Kresse, Kamille. Ein Blatt Zitronenkraut. Ein Orangenblatt. Orangenblüten. Daraus einen Tee.

Völlegefühl:
Sellerie, Kohlwurzeln und Heidekraut. Daraus ein Tee, das soll das beste Mittel dagegen sein.

Wochenbett:
Um den Fluss der Muttermilch anzuregen: Frauenhaar und Fenchel als Tee.

Wundrose:
Salbei und Ratonera. Man kocht diese Pflanzen. Man tränkt Lappen damit und legt sie über die von Wundrose betroffene Haut.

Würmer:
Die kleinen Blätter des Gänsefuß. Als Tee.
3 Mispelkerne, 3 Kürbiskerne. 3 bittere Mandeln. 3 Knospen Minze. Alles zusammen aufkochen. 3 Tage auf nüchternen Magen nehmen.
Sellerie, Minze und die Wurzel des weißen Pfirsich. Als Tee. Gänsefuß, Melisse, Kürbiskerne und Minze. Tee.

Bei Augenentzündungen:
Muttermilch. Einige Tropfen davon hineinträufeln.
Auch: Wenn der Saft der Feigen in die Augen gekommen ist, kuriert das Muttermilch am schnellsten.

Bei Blähungen:
Fencheltee. Tee aus Kohlwurzel. Tee aus Anis.

Hautausschlag:
Waschen mit einem Aufguss aus Rosmarin.

Gegen Hühneraugen und Hornhaut:
Cochinilla ausdrücken und drauftun. Die Cochinilla ist kein Kraut sondern eine Art Schildlaus, die auf den Opuntien lebt und früher für die Erzeugung von rotem Farbstoff gezüchtet wurde. Trotzdem.
Oder: Von einer Knoblauchzehe nimmt man drei sehr feine, dünne Scheibchen, legt sie auf das Hühnerauge

oder die Hornhaut und klebt ein Pflaster darüber. Nach 8 Tagen steckt man den Fuß in heißes Wasser. Wenn das Pflaster abgezogen wird, geht mit ihm das Hühnerauge oder die Hornhaut ab.

Schwangerschaft:
Während der Schwangerschaft sollten Aufgüsse aus Gerstenkörnern getrunken werden.

Verstopfung:
Zwei Kaktusfeigen in einem Glas Wasser ausdrücken. Kalt trinken.
Oder: Getrocknete weiße Feigen auf nüchternen Magen.

Wunden, Verletzungen:
Wenn man roten Ton auf eine Wunde tut, vernarbt sie schnell.

Obst und so hat auch Meriten

Der Apfel
Gegen Schlaflosigkeit: Äpfel essen.

Die Banane
Bei Verletzungen: Die angewärmten Blätter auf die Wunde legen.

Der Essig
Gegen Schuppen: In die letzte Spülung etwas hineintun. Soll Weinessig sein.
Kleine Verletzungen, z.B. am Finger: Den Finger kurz in warmen Essig tauchen.
Zahnschmerzen: Den Mund mit Essigwasser ausspülen.

Die Feige
Gegen Furunkel: Weiße Feigenfrüchte auf die Furunkel legen.
Gegen Katarrh: Die schwarze Feige.

Die Kaktusfeige
Gegen Blasen- und Nierenschmerzen: Die Frucht öffnen und ans Feuer tun. Warm auf den Unterleib legen bzw. auf die Nierenpartien.
Haarausfall: Den Kopf mit dem Saft der roten Kaktusfeige waschen. Eine Weile drauflassen.
Zahnschmerzen: Die getrocknete Blüte rauchen.
Keuchhusten: Rote Kaktusfeigen essen.
Halsschmerzen: Mit dem Saft gurgeln.

Die Papaya
Bei Keuchhusten: Schälen und in Stücke schneiden, in den Nachttau legen und auf nüchternen Magen essen.

Die Zitrone
Probleme mit den Augen: Ein Tropfen davon, um sie zu reinigen.

Die Zwiebel
Bei Tuberkulose, schlechter Blutzirkulation: Saft trinken und roh essen.
Bei Magenbeschwerden und Magengeschwüren:
Roh essen.

Lieblingskräuter

Ganz generell gibt es Kräuter, die von vielen Heilern und Heilkräuterkennern immer wieder genannt werden. Sie werden entweder vielfach genannt, wenn es um die Heilung und Linderung einer bestimmten Krankheit geht, oder sie haben sich als Heilkräuter mit Breitenwirkung bewährt.

Die Vielgenannten:

Andorn
Das einzige Kraut gegen Fettsucht.

Borretsch
Immer wieder bei Husten, Katarrh, Heiserkeit erwähnt.

Eukalyptus
Als sehr probates Mittel bei jeder Art Erkältung angesehen.

Fenchel
Für alles, was mit dem Magen zu tun hat: Schmerzen, Blähungen, Erbrechen.

Frauenhaar
Hilft bei Menstruationsbeschwerden.

Guajava (Echte Guave)
Ein gutes Durchfallmittel.

Hirtentäschel
Spielt eine besondere Rolle bei der Behandlung von Blasen- und Nierenleiden.

Hundsgras
Alles, was mit Niere, Leber, Blase und Harnwegen zu tun hat, wird damit behandelt.

Leinsamen
Bei Verstopfung sehr beliebt.

Löwenzahn
Ist ein Kräuterfavorit bei Durchfall.

Melisse
Gut für die Nerven und immer empfehlenswert.

Pfefferkraut
Gegen Nieren- Blasen- und Gallensteine. Auf La Palma kennt es jeder, der Kräuter kennt.

Raute
Zur Stärkung der Nerven, bei Nervenschwäche, kennen die Heiler nichts Besseres als die Raute.

Rosmarin
Für Haare und Haut.

Salbei
Wird gern und wirksam gegen Husten, Katarrh, Grippe und Heiserkeit zum Einsatz gebracht.

Sellerie
Wird häufig bei Magenbeschwerden empfohlen.

Veilchen
Hilft und hilft und hilft bei Husten und Katarrh.

Weißdorn
Wird angewendet bei Herzproblemen und Gelbsucht. Achtung: Nichts für Schwangere und stillende Mütter!

Die meisten dieser Kräuter, Pflanzen oder Früchte sind auch in Deutschland erhältlich. Baumheide sollte man aus dem Norden von La Palma mitnehmen und trocknen.

Rompepiedras (Pfefferkraut) und anderes auf dem Markt von Santa Cruz erfragen

Kräuter mit Breitenwirkung

Amorseco (Behaarter Zweizahn)
Bewährt sich bei: Halsschmerzen, Furunkeln, Sodbrennen, Heiserkeit, Durchfall, Mundgeruch, Zahnschmerzen, Krämpfen.

Minze
Hilft gegen Spulwürmer, Magenbeschwerden, Kopfweh. Auch gegen Katergefühl und Nasenbluten. Durchfall bei Kindern. Magenübersäuerung. Zur Nervenstärkung und wiederum: ganz generell ein Tee, der oft getrunken werden soll.

Malve
Von ihr wissen die Heiler, dass sie in folgenden Fällen hilft: Katarrh, Asthma, Halsentzündung, Verdauungsbeschwerden, Hämorrhoiden, Verstopfung, Leberbeschwerden, Zahnschmerzen, Unreines Blut und Beschwerden des Harntraktes. Generell: Oft als Tee trinken.

Nussbaumblätter
Kopfschmerzen und Hautkrankheiten. Unterleibsbeschwerden bei Frauen und Nierenbeschwerden. Eierstockentzündungen. Bei Blutungen nach Zahnextrak-

tionen. Sehr empfohlen für Waschungen nach Geburt eines Kindes. Sitzbäder. Der Aufguss macht das Haar dunkel.

Oregano
Hilft bei sexuellen Problemen (vermutlich sind damit Potenzstörungen gemeint), aber in vorsichtiger Dosierung! Hilft auch bei Husten und Katarrh. Bei Grippe und Verdauungsstörungen. Bei Bauchkrämpfen. Bei Völlegefühl und deshalb gehört er auch, wenn immer möglich, ins Essen hinein.

Schachtelhalm
Ist entzündungshemmend, blutreinigend, fördert die Narbenbildung jeder Wunde. Hilft bei Magengeschwüren, Leberstauung, Blasenentzündung, Entzündung der Harnwege. Es erscheint nur logisch, dass die Kräuterheiler empfehlen, den Tee, der daraus gemacht wird, regelmäßig zu trinken.

Wegerich
Er hilft bei Augenentzündungen und schmerzenden Augen. Außerdem bei Störungen im Darmtrakt, chronischem Katarrh, Magengeschwüren oder Magenschleimhautentzündungen. Sowie bei Halsschmerzen, Bronchitis und Verletzungen. Zur Blutreinigung und bei Problemen mit der Gallenblase. Auch hier: Soll als Tee häufig getrunken werden.

Bei Vollmond, wenn das Kätzchen schreit

Medizin, Ritual und Magie sind Geschwister im Geiste – Seelenfreunde. Das gilt sowohl für das, was wir die moderne Medizin nennen, als erst recht für die Volksmedizin und in unserem Fall für die Kräuterheilkunde.

Die moderne Medizin hat die Magie zur Mutter, und manchmal war die Mutter weiß, manchmal war sie schwarz. Wenn das heute nicht mehr auf den ersten Blick erkennbar ist, dann liegt das daran, dass sie den Schleier der Wissenschaft über ihr Gesicht gezogen hat und anstatt Beschwörungsformeln zu murmeln: „Dimetilaminoäthanolbitrartat“ sagt.

Aber auch heute noch ist Medizin vorwiegend bitter, obwohl sie es gewiss nicht zu sein brauchte. Jede Substanz lässt sich wohlschmeckend machen. Auch heute noch bringen in der modernen Medizin die Beschwörung und der Glaube messbare Ergebnisse – man denke an den Placebo-Effekt.

Auch heute noch hängen in den Warteräumen geheimnisvolle Bilder rätselhafter Natur: Bakterienschwärme schwimmen durch die Blutbahnen, kleine Helfer schaufeln die Leber frei und versetzen Fette mit Gallensubstanz. Die pharmazeutische Industrie liefert neben beruhigenden Darstellungen von Vögeln und Landschaften Lithographien dieser Kategorie für die Wartezimmer – zur Erbauung und Einschüchterung der wartenden Laien.

Auch heute noch wird ein Pickelchen lateinisch benannt und Blähungen sind Flatulenz.

Magie und Ritual gehören dazu, nur dass die Ritualisierung hier den Fummel des Modernen trägt, dort hingegen sich in dunkle Kleider des Geheimnisvollen hüllt und sich maskiert und Schauer über den Rücken jagt – andere Schauer.

Vom Bauern der Insel, und von ihm stammen die Heiler ab, kommt die Kunst der Heiler, und an ihn richtet sie sich, der Bauer ist von Natur aus ein abergläubischer Mensch. Er ist abergläubisch, Spaß macht's, das zu wiederholen: von Natur aus. Er lebt so eng mit der Natur zusammen, er ist so mit ihr verbunden, dass er von eben dieser Natur aus abergläubisch ist.

Und ich weiß nicht einmal so recht: Ist das eigentlich Aberglaube, was er glaubt und wonach er handelt? – Seit undenklichen Zeiten werden auf der Insel Pflanzen und Samen nach einem Schema in den Boden gebracht. Vollmond und Neumond spielen in diesem Plan eine überragende Rolle: Kohl darf nur beim abnehmenden Mond ausgesät werden, für Bohnen ist der zunehmende Mond zuständig. Weder das eine Gemüse noch das andere gedeiht so recht, wenn es zu anderen Zeiten ausgepflanzt oder ausgesät wird.

Die Ziegen und Kühe – dumm und unwissend wie sie sind – bekommen mit schöner Regelmäßigkeit ihre Jungen um die Zeit des Vollmonds herum, obwohl die Wissenschaft sich da die Haare rauft. Sich die Haare rauft, wie bei der Hummel, die aus physikalischen

Gründen nicht fliegen kann und trotzdem fliegt, weil sie das nicht weiß. Sie ist zu blöd. Wenn man einen Baum bei abnehmenden Mond pfropft, das heißt veredelt, geht der Pfropf häufig nicht an. Er vertrocknet, weil während dieser Zeit die Säfte nicht steigen.

Das mit den Säften ist nachweisbar. Wenn ich den Rebstock beispielsweise bei zunehmendem Mond beschnitten habe, hat er eine Woche lang heftig aus den Schnittstellen getropft. Bei abnehmendem Mond kam kaum Saft heraus.

Dort, wo die Bauern die Dattelpalme anzapfen, um ihren Saft zu gewinnen, das ist auf La Gomera, finden die dazugehörigen Erntefeste in der Nacht statt. Sobald der Tag anbricht, beginnt der Saft zu gären, und man trinkt ihn nicht mehr.

Der Bauer der Insel weiß hunderterlei Beispiele mehr, und er praktiziert fortwährend milde Formen der Magie. Bezeichnenderweise nennt man ihn und seinesgleichen auf allen kanarischen Inseln: Mago. Mago heißt Magier. Seine Frau ist die Maga – und die steht oft sowohl in ihrer Sicht der Religion wie auch im täglichen Leben auf bestem Schwesternfuß mit der Hexerei. In ihrem Haus befindet sich ein Platz für die Heiligenfigur und ihren Heiligenschrein. Der Platz ist nicht immer besetzt. Die Heilige in ihrem Schrein gehört einer Reihe von Bauernhäusern und wird von einem zum anderen gereicht: In dieser Woche hat Dolores die Heilige, nächste Woche trägt sie deren Tochter Milagros zu Concepcion, der Nachbarin.

Wenn die Heiligenfigur im Haus ist, geht alles besser, und man kann getrost auf ihren Beistand bei allen häuslichen Geschäften rechnen. Wenn sie nicht im Haus ist, muss man Vorsicht walten lassen, da legt so manche Henne weniger, wenn man nicht aufpasst, und das Schwein kriegt Durchfall. Frevelhafter Leichtsinn wäre es, kein Kreuz mit dem Holzlöffel in den gerinnenden Ziegenkäse zu machen, der da auf dem Herd gewärmt wird. Hunderte, ja tausende von Käse hat durch dieses Versehen das harte aber gerechte Schicksal mangelhafter Fermentierung ereilt.

Auch der Gofio wird besprochen. Es gibt für ihn Worte, wie es Worte für die Warze gibt, die verschwinden soll. Es gibt ein Ritual, ihn in ganz bestimmter Reihenfolge zu rösten, genau so wie man sieben Weinblätter auf das Spundloch des Fasses legt, in dem der Most nach der Lese gärt – sieben Weinblätter, auf ganz bestimmte Art gelegt.

Vor diesem Hintergrund helfen die guten Kräuter mit derselben Gewissheit wie guter Zuspruch eines guten Arztes überall in der Welt heilen hilft. Zwei Blättchen der Minze in Form eines Kreuzes auf das kochende Wasser zu legen, ist eine vertrauensbildende Maßnahme, wie man es heute nennen würde.

Alle Rituale, jede Magie und jede Beschwörung haben auch ihre Auswüchse. Wie überall, wo Heilen praktiziert wird, gibt es auch auf der Insel die extreme Unterströmung:

Man nehme bei Lungenentzündung: Eine Handvoll Kakerlaken, bei abnehmendem Mond gefangen und in einem Glas aufbewahrt, in das man zuvor einen Bovist gelegt hat. Die Kakerlaken müssen drei Tage in dem verschlossenen Glas bleiben. Es ist darauf zu achten, dass keine von ihnen stirbt, in welchem Fall man von vorne zu beginnen hat. Sodann bereite man aus diesen Kakerlaken einen Aufguss, besser noch: Man lasse sie 7 Minuten auf kleiner Flamme kochen. Gekocht werden muss auf den getrockneten Zweigen der Baumheide. Nach Einnahme dieses Trankes wird sich der Kranke fast augenblicklich besser fühlen.

Natürlich: Wenn er die Wartezeit überlebt hat, und das entsetzliche Zeug runtergewürgt hat, wird er sich ganz bestimmt besser fühlen. Augenblicklich.

Für schwangere Frauen: zu Pulver gemahlene Bohnen werden mit Hühnerbrühe aufgekocht. Eine Tasse Tee aus der weißen Atabaca, ein Tee aus Eisenkraut werden dazugegossen. Zum Schluss hänge man in einem Beutelchen ein wenig Schweinekacke in diese Mahlzeit und lasse ziehen. Soll zum Frühstück auf nüchternen Magen genossen werden.

Bei Koliken: Ein Tee aus Anis, Fenchel und weißem Hundekot. Dazu ein Aufguss von weißen Geranien.

Diese Rezepte kommen alle in fast unveränderter Form von einem Mann, der im Norden der Insel seine Heilkunde betreibt. Er hat seine Kundschaft, aber er ist die Ausnahme unter den Kräuterheilern. Es wird hier nur angeführt, um die Bandbreite aufzuzeigen, repräsentativ ist er wohl nicht.

Desgleichen nicht repräsentativ sind Offerten wie diese hier bei Hämorrhoiden: Man nehme eine Eisenstange, die im Morgentau gelegen hat, lege sie auf den After und ziehe sie langsam daran vorbei. Das sind wohl schon eher Maßnahmen der Verzweiflung, und das kühlende Eisen mag da eine lindernde Wirkung vollbracht haben.

Vielleicht verdienen die folgenden Vorschriften mehr Aufmerksamkeit: „Achte bei den Malven darauf, dass sie oben wachsen! Das sind die Guten."

Für den Tee wird zuweilen „gutes" Wasser empfohlen. „Gutes Wasser", sagt eine Hellseherin und Kräuterheilerin, „gibt es in der Quelle der Tauben in Garafia."

Alle Pflanzen, die eine der Heilerinnen gegen Husten empfiehlt, sollen am Gründonnerstag oder am Karfreitag gepflückt worden sein.

Dass Pflanzen ihre beste Erntezeit haben, dass diese Erntezeit dann wieder mit dem Mond zusammenhängt, dass Ostern im Frühling ist, wenn also auf der Insel alles voll im Saft steht, und dass Karfreitag ein Tag um Vollmond ist – das Ritual ist klar und plausibel.

Wasser und Wasser ist nicht dasselbe. Das wissen wir nicht nur, wenn wir ein Tässchen davon aus dem Rhein herausholen, sondern auch von den Mineralquellen, die alle ihre besonderen Eigenschaften haben.

Beim Andorn fällt allerdings etwas Merkwürdiges und recht Geheimnisvolles auf: Mehrere Kräuterheiler wollen, dass man gegen den unteren Stängel dieser Pflanze uriniert, um Ikterus zu heilen. Oder auch so: Man schütte den Urin des Kranken über einen Andorn. Sobald die Pflanze vertrocknet ist, ist der Kranke geheilt.

Schwer zu sagen, wo da Zauberei und Magie, auch Wunschdenken im Spiel sind, und wo noch Begründungen gefunden werden können. Hier sicher nicht mehr: Ebenfalls um Ikterus zu kurieren, schüttet man etwas Urin des Kranken in eine Eierschale und legt sie ins Feuer, bis alles verbrannt ist. Wenn man das drei Tage bis fünf Tage wiederholt, ist die Krankheit verschwunden. Mir will scheinen, dass diese Form der Gelbsucht bisweilen weniger eine Krankheit als ein vorübergehendes Ereignis bei kleinen Kindern ist, also nach einigen Tagen von selbst wieder verschwindet.

Und deshalb nicht mehr und nichts Weiteres über die exzentrischeren Formen der Kräuterheilkunde und die, die sie ausüben.

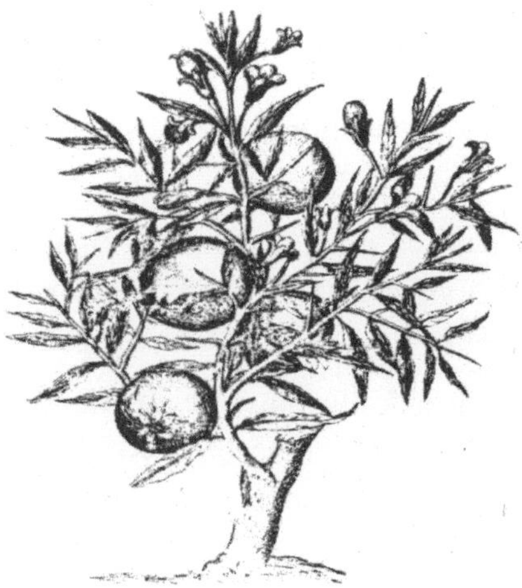

Dritter Teil

Welchen Nutzen bringt dieses Buch?

Mein Großvater war ein einfacher Mann. Er kam aus der Gegend von Stettin, Wolgast hieß wohl das Dorf, in dem er zur Welt gekommen ist. Er besaß nur wenige Bücher, und wenn er in ihnen las, dann kam er nur ziemlich langsam damit voran, und er bewegte beim Lesen die Lippen. Seine Schule war eine zweitklassige Volksschule gewesen, später nannte man das Zwergschulen, und jemand, der ihn nicht mochte, konnte ohne Weiteres sagen, dass er die Kultur nicht mit großen Löffeln gefressen hatte.

Ich habe als kleiner Junge das immer anders gesehen, und für mich wusste mein Großvater vieles, was mir neu war, aber vielleicht stimmt es, dass er ein ziemlich ungebildeter Bauer war. Auf der anderen Seite hat er mir Dinge gesagt, die heute noch für mich Gültigkeit haben – ein halbes Jahrhundert danach. So habe ich nie vergessen, dass er einmal zu mir gesagt hat: „Du brauchst nicht viele Bücher, denn du solltest ein Buch nur dann behalten, wenn es dir etwas nützt."

Bei allen Büchern, die ich seitdem gelesen habe, habe ich mir diese Frage gestellt. Und eine Menge Bücher, die ich gelesen habe, konnte ich hinterher mit gutem Gewissen verschenken, oder irgendwo liegen lassen oder in den Ofen werfen, solange ich noch keinen Kamin dafür hatte. Irgendwann, sehr viel später, haben das ein paar Verrückte auf La Palma für mich sogar ganz toll besorgt, indem sie mir alle meine Bücher und noch viel mehr anzündeten. Sie haben mir eine Menge Ballast abgenommen, und dafür möchte ich ihnen an dieser Stelle ganz herzlich danken. Ich hoffe, sie können damit so gut leben wie ich.

Ich wollte, dass es Ihnen mit diesem Buch nicht so geht, dass Sie am Ende auch denken: Hoffentlich verbrennt' s mir einer. Und deshalb habe ich mir die Frage schon vorher gestellt: Welchen Nutzen kann es Ihnen bringen?

Wenn alle Menschen dieser Welt einen Teil ihrer Missbefindlichkeiten und Krankheiten, deretwegen sie sonst den Arzt konsultieren und für die sie die Produkte der Pharmaindustrie in Anspruch nehmen, mit Heilkräutern behandeln würden, stünden wir vor zwei Tatsachen:

Erstens: Es gäbe überhaupt kein Versorgungsproblem.

Zweitens: Es würde pro Person nur wenige Euro, nicht selten Cents kosten, und ziemlich oft gar nichts.

Das ist der Grund, warum ich glaube, dass dieses Buch auch Ihnen einen Nutzen bringt, und gleichzeitig der Gesellschaft, in der Sie leben, und die sich nur zu gern Solidargemeinschaft nennen lässt, obwohl sie inzwischen diesen Namen nicht mehr tragen dürfte.

Sie können tatsächlich einen Teil Ihrer kleineren Alltagsbeschwerden mit heilenden Kräutern behandeln und kurieren. Sie können durch diese heilenden Kräuter, durch deren beständige Verwendung, vorsorgend für sich selbst wirken, oder für Ihre Familie und für die, die Ihrem Schutz und Ihrer Obhut anvertraut sind.

Wie weit können Sie auf diesem Weg gehen? – Nun, ich würde sagen, das ist eine Frage des Abwägens. Es gibt Krankheiten, deren Behandlung mit heilenden Kräutern nicht zu empfehlen ist. Nicht, weil die Kräuter keinen guten Einfluss auf den Ablauf der Krankheit ausüben würden, sondern: Es wäre mir beispielsweise einfach zu riskant, eine Lungenentzündung nicht mit Antibiotika zu behandeln, insbesondere, wenn es zum Beispiel um ein Kind geht, dessen Leben mir anvertraut ist.

Klarer gesagt: Alle kleineren Beschwerden finden bei den Heilkräutern eine sanftere und dennoch völlig effiziente Behandlung. Die Behandlung aller ernsteren Sachen sollten wir der Pharmaindustrie gutschreiben. Es ist aus meiner Sicht nicht viel gegen eine hochentwickelte Pharmaindustrie und ihre Produkte einzuwenden, vorausgesetzt, dass jene Produkte uns nicht aufgedrängt werden. Vorausgesetzt, dass man uns nicht glauben macht, wir brauchen ein Flugzeug, um Brötchen holen zu gehen, wenn ein Spaziergang oder das Fahrrad reicht.

Täglich mehr für die Gesundheit tun

Vor einiger Zeit habe ich zusammen mit einem Mann ein Stück Land besichtigt, an dessen Kauf eine Bekannte interessiert war. Der Mann ist schon ziemlich alt nach unseren Begriffen – um achtzig – und die Leute nennen ihn Francisco, el Teniente. Teniente heißt Leutnant, und den Spitznamen hat er bekommen, weil er im Spanischen Bürgerkrieg Gefreiter war. Francisco hatte seinen Schwiegersohn mitgebracht, weil zwei Leute besser als einer erklären, denn es ging darum, mir auf diesem ziemlich struppigen und unübersichtlichen Gelände die Begrenzungen zu zeigen.

„Sieh mal!", sagte plötzlich Francisco, el Teniente. „Da ist der Stuhl von Juan Ramon!" Er zeigte mit seinem alten Ziegenhirtenstock in eine Richtung, und wir beide folgten mit unseren Blicken dem Stock.

Ich konnte zunächst überhaupt nichts sehen, aber bei dem Schwiegersohn kamen offenbar alte Erinnerungen durch, und er sagte ebenfalls: „Der Stuhl von Juan Ramon!", und lief vor uns her auf das zu, was der Stuhl sein sollte. Ich sah den Stuhl erst, als er sich raufsetzte. Es war bei näherer Betrachtung ein Sockel aus einem großen dicken Stein. Auf dem Sockel lag ein zweiter, plattenartiger Stein, der in der Mitte ein wenig ausgehöhlt war. Denken Sie an einen großen, flachen Teller.

„Der Stuhl von Juan Ramon", sagte Francisco noch einmal. Er betrachtete den Stuhl nachdenklich und wartete, bis sein Schwiegersohn aufstand, damit er selbst sich hinsetzen konnte. Er setzte sich, stützte seine Hände auf dem Hirtenstock aus und sagte: „Hier hat er jeden Tag gesessen, Juan Ramon. Jeden Tag, wenn er mit der Arbeit fertig war. Und dann hat er aufs Meer geschaut und auf die Küste gegenüber.“

„Ich habe ihn noch gekannt“, sagte der Schwiegersohn. „Als ich zur Schule ging, habe ich ihn noch gekannt.“

Francisco, el Teniente, nickte. „Niemand durfte ihn stören, wenn er hier saß. Er sagte, er muss nachdenken.“

„Er war damals schon sehr alt“, sagte der Schwiegersohn. „Ich habe ihn einmal gefragt, worüber er nachdenkt.“

„Er ist siebenundneunzig geworden und er hat noch am Tag vor seinem Tod hier gesessen. Seine Tochter hat hinterher gesagt, beinahe ist er auf dem Stuhl gestorben. Als er nach Hause kam, hat er sich ins Bett gelegt und gesagt: „Hol den Priester.“

„Er hat über nichts nachgedacht“, sagte der Schwiegersohn. „So nannte er das, wenn er hier saß: Über nichts nachdenken.“

„Ja“, sagte Francisco, el Teniente. „Ich denke auch viel über nichts nach.“

Am Weg, an dem meine kleine Farm lag, machen es die alten Bauern genau so wie Juan Ramon und Francisco, el Teniente. Wenn sie abends vom Berg kommen, machen sie Pause, setzen sich auf eine der Mauern, die den Weg begrenzen, und blicken über die Bucht, die vor ihnen liegt und an schönen Tagen hinten am Horizont die Spitze des Berges Teide über den Wolken erscheinen lässt. Jeder der Alten hat seinen eigenen Platz, sein eigenes Stück Mauer. Da sitzen sie dann eine Viertelstunde oder so und ... ja was? Sie tun das, was wir heutzutage meditieren nennen. Sie tun das, was bei uns derzeit sehr modern ist, und sie haben es schon immer getan, und ihre Väter haben es ihnen beigebracht.

Ich glaube, diese Fähigkeit zur Meditation ist so alt wie die Menschheit und ihre Religionen, und wir sollten das nicht als Modeerscheinung betrachten, sondern als ganz wichtigen Teil unseres Lebens. Andere wissen über die Techniken der Meditation besser Bescheid als ich, aber ich brauche auch nicht besonders gut Bescheid zu wissen, es reicht, was ich bei Francisco, el Teniente, beobachtet habe oder bei den alten Bauern auf dem Weg, an dem ich lebte. Von ihnen habe ich gelernt, und die Technik ist nicht kompliziert: Viel über nichts nachdenken.

Täglich etwas für die Gesundheit zu tun, beinhaltet auch solche Viertelstunden der völligen Entspannung jenseits von Fernseher und Familie, von Hetze und Stress, von Geselligkeit und Lärm, Arbeitsplatz und Kneipe.

Ein weiterer Wegweiser zur Gesundheit ist natürlich die Ernährung. Das, was wir täglich essen, beeinflusst in sehr starkem Maß unsere Gesundheit und damit auch unsere Lebenserwartung innerhalb dieses Zustandes der Gesundheit.

Das wissen Sie sicher schon alles

Die Alten und Uralten der Insel haben in ihrer Jugend ganz gewiss besser gegessen, als wir es heute tun. Auch mit sehr viel Geld wäre es uns heute in den hochindustrialisierten Gesellschaften nicht möglich, so gut zu essen, wie es die Alten in ihrer Jugend getan haben. Hierbei wird „gut" mit „gesund" gleichgesetzt, nicht also mit Filetsteak und Räucherlachs. Der blödsinnige Spruch, dass der Mensch von heute besser lebt, als vor einem Jahrhundert ein König, bedeutet doch in Wirklichkeit: Er lebt auf viel bessere Art ungesund als jener.

Wenn Sie Kinder haben, dann stehen Sie fast immer vor einem Naschproblem. Und wenn Sie selber auch ein Problem dieser Art haben, dann kommt es mit Sicherheit aus Ihrer eigenen Kindheit. Da waren und sind die Verwandten, die Süßigkeiten mitbringen, da ist das verführende Beispiel der anderen Kinder. Versuchen Sie einen Kompromiss: Rosinen, Sultaninen, Dörrobst gehören zu den gesunden Naschereien. Auch Mandeln und Nüsse sind gut. Versuchen Sie, Ihre Kinder für solche Naschereien zu gewinnen, und wenn Ihnen das gelingt, dann ermuntern Sie Ihre Kinder, auch deren Freunde zu beeinflussen. Aus eigener Erfahrung weiß ich, dass man auch mit ziemlich kleinen Kindern schon über solche Dinge reden kann. Kinder sind interessiert, lernfähig und begeisterungsfähig. Reden Sie mit ihnen über Löcher in den Zähnen. Reden Sie mit ihnen über die Nachteile einer mangelhaften körperlichen und geistigen Entwicklung. Kinder haben ein ausgeprägtes Interesse für das, was sie selbst angeht. Sie wollen vieles sein und werden im Leben, nur krank wollen sie weder sein noch werden. Krank werden sie allenfalls gemacht.

Auch das einfache Leben, das sie führten, ist heute für viele Menschen nicht mehr erreichbar. Wir haben uns die Basis für ein einfaches Leben entzogen und durch ein Überangebot in allen Bereichen ersetzt: Auto und Arbeitswelt, Restaurants und Verbrauchermärkte, Konsumdruck und Mithaltenwollen um jeden Preis, machen es schwer, ja, fast unmöglich, ein einfaches Leben zu leben. Die heutigen Lebensbedingungen sorgen dafür, dass eine ausreichende körperliche Betätigung für viele ein Luxus ist, der wie jeder Luxus teuer bezahlt werden muss und der ganze Industrien zur Ausbeutung dieser Sehnsucht ins Leben gerufen hat. Dutzende Schuhsorten für alle nur erdenkbaren Arten zu gehen und zu stehen, zu joggen und zu sprinten, zu wandern und zu springen, sind dafür ein Beweis. Fahrräder mit 26 Gängen und Sportkleidung, die Abteilungen von Warenhäusern füllt, auch. Man bietet an, ein Als-ob-Leben zu führen, weil das Wirkliche nicht mehr zur Verfügung stehen soll. Es bringt nichts ein.

Was die Alten und Uralten der Insel jedoch an uns weitergeben können, ist die heilende Kraft der Kräuter, sind eben diese Kräuter des langen Lebens. Was sie uns zeigen können, ist ein Bild ihres Lebens und ihrer Lebensbedingungen, die bei ihnen zu hohem Alter und Gesundheit geführt haben.

Wir hingegen können versuchen, so viel wie möglich davon zu lernen und in unseren modernen Lebensstil einzubringen. Wir können so viel wie machbar davon übernehmen und anderes, Nachteiliges, dafür ablegen.

Die Alten und Uralten der Insel haben uns etwas zu sagen. Lassen Sie uns gut zuhören und uns nichts davon entgehen lassen.

Die Alten und Uralten der Insel wollen uns etwas schenken. Nehmen wir ihr Geschenk an, bevor sie es uns nicht mehr geben können, weil es in Vergessenheit geraten ist.

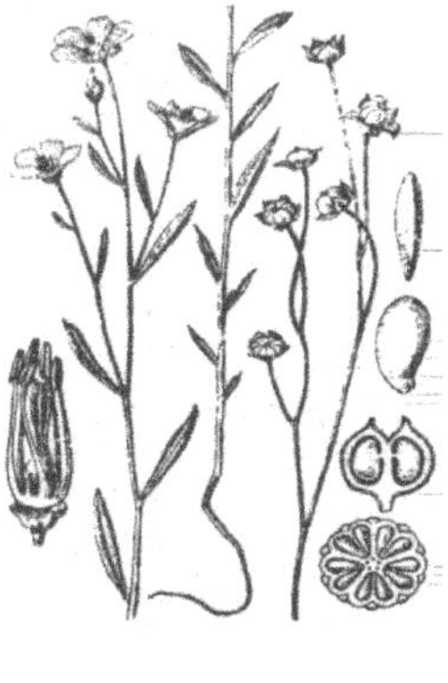

Vierter Teil

Das Kräuterlexikon

Alphabet der Kräuter, Pflanzen und Früchte etc.
Spanisch-Deutsch und Deutsch-Spanisch

Spanisch-Deutsch

Abrojo	Distel
Aciano	Kornblume
Ajo	Knoblauch
Álamo blanco	Silberpappel
Albahaca	Basilikumkraut
Aguardiente	Trester
Algaritofe	Phön. Wacholder
Almendra	Mandel
Almendro	Mandelbaum
Amapola	Feldmohn
Amorseco	Behaarter Zweizahn
Anis estrellado	Stern-Anis
Anis de la china	Stern-Anis
Apio	Sellerie
Arroz	Reis
Artemis	Beifuß
Atabaca	Alant
Bálsamo	Essbare Mittagsblume
Bolsa del pastor	Hirtentäschel
Borraja	Borretsch
Brezo	Baumheide

Calabaza	Kürbis
Campana	Glockenblume
Cañamon	Hanfsamen
Capuchino	Kapuzinerkresse
Cardo	Distel
Castaña	Esskastanie
Cebada	Gerste
Cebolla	Zwiebel
Celedonia	Schöllkraut
Centaurea	Güldenkraut
Centeno	Roggen
Cilandro	Koriander
Clavo	Gewürznelke
Codeso	Geißklee
Col	Kohl
Cola de caballo	Schachtelhalm
Comino	Kümmel
Corazonzilla	Johanniskraut
Corneta	Warzenkraut
Cuerno de ciervo	Hirschhorn
Culantrillo	Frauenhaar
Chayotera	Stachelgurke
Diente de leon	Löwenzahn
Doradilla	Schriftfarn
Encina	Stein-Eiche
Enredadera	Winde
Esparragos	Spargel, wilder
Eucalipto	Eukalyptus
Faya	Gargelstrauch
Faro	Glockenblume

Fistolera	Braunwurz
Flor de limon	Zitronenblüten
Flor de naranja	Orangenblüten
Flor del tilo	Lindenblüten
Fresa	Erdbeeren
Gamona	Affodil
Garbanza	Kichererbse
Grama	Hundsgras
Granada	Granatapfel
Guayaba	Guavebirne
Habas	Weiße Bohnen
Hediondo	Stinkstrauch
Hierba camella	Scharlachbeere
Hierba centella	Butterblume
Hierba clin	Labiate
Hierba Luisa	Zitronenkraut
Hierba Sagrada	Eisenkraut
Heirba de San Juan	Johanniskraut
Hierba silva	Geißblatt
Higo	Feige
Higuerilla	Rizinus
Hinojo	Fenchel
Hortelana, hierbabuena	Minze
Hueso	Kern (Steinobst)
Incienso	Weihrauch
Laurel	Lorbeer
Lavasa	Ampfer
Lechuga	Salat
Lentisco	Mastixstrauch

Lepidio	Kresse
Limon	Zitrone
Linaza	Leinsamen
Llanten	Wegerich
Madreselva	Geißblatt
Madre Silva	Geißblatt
Manzana	Apfel
Maleras	Ochsenzunge
Malva	Malve
Manzanilla	Kamille
Marrubia	Andorn
Mastalahuva	Anis
Mejorana	Majoran
Melisa	Melisse
Miel	Honig
Millo	Mais
Moririña	Erdrauch
Moscada	Muskatnuss
Murta	Myrte
Nabo	Kohlrübe
Naranja	Orange
Naranjo	Orangenbaum
Nisperero	Mispelbaum
Nispero	Mispel
Nogal	Nussbaum
Oreja de Raton	Mausohr
Ortiga	Distel
Palma/ Palmera	Palme
Papa	Kartoffel

Papaya	Papaya
Pata de graja	Storchschnabel
Pepino	Gurke
Perejil	Petersilie
Pino canario	Kanarische Kiefer
Pipa	Kern (Melone, etc.)
Plátano	Banane
Poleo	Polei-Minze
Rabanito	Radieschen
Raiz	Wurzel
Ratonera	(Forsskaoles angustifolia)
Reseda	Reseda
Romero	Rosmarin
Rompepiedras	Pfefferkraut
Ruda	Raute
Sabina	Sadebaum
Salvia	Salbei
Santa Maria	Salbei
Somaqui	Gewürzsumach
Tabaco	Tabak
Tamujo	Kreudorn
Tarajal	Kanarische Tamariske
Tomillo	Thymian
Tostonera	Frauenhaarfarn
Treinta nudos	Vogelknöterich
Tunera	Kaktusfeige
Valeriana	Baldrian
Verbena	Eisenkraut

Verdolaga	Portulak
Vid	Rebstock
Vinagre	Weinessig
Violeta	Veilchen
Zarza	Brombeerstrauch
Zarzaparilla	Sarsaparille

Deutsch-Spanisch

Affodil	Gamona
Alant	Atabaca
Andorn	Marrubia
Anis	Matalahuva
Apfel	Manzana
Banane	Plátano
Baldrian	Valeriana
Basilikumkraut	Albahaca
Baumheide	Brezo
Beifuß	Artemis
Borretsch	Borraja
Braunwurz	Fistolera
Brennnessel	Ortiga
Brombeerstrauch	Zarza
Butterblume	Hierba centella
Eisenkraut	Verbena
Erdbeere	Fresa
Esskastanie	Castaña
Eukalyptus	Eucalipto

Distel	Abrojo, Cardo
Erdrauch	Fumaria
Feige	Higo
Feldmohn	Amapola
Fenchel	Hinojo
Forsskaoles angustifolia	Ratonera
Frauenhaar	Culantrillo
Frauenhaarfarn	Tostonera
Gargelstrauch	Faya
Geißblatt	Madreselva
Geißklee	Codeso
Gewürzsumach	Somaqui
Gerste	Cebada
Gewürznelke	Clavo
Granatapfel	Granada
Guavebirne, Guajava	Guayaba
Güldenkraut	Centaurea
Gurke	Pepino
Hanfsamen	Cañamon
Hirschhorn	Cuerno de ciervo
Hirtentäschel	Bolsa del pastor
Honig	Miel
Hundsgras	Grama
Kaktusfeige	Tunera
Kamille	Manzanilla
Kanarische Kiefer	Pino canario
Kapuzinerkresse	Capuchino
Kartoffel	Papa
Kern	Pipa, Hueso

Kichererbse	Garbanaza
Knoblauch	Ajo
Kohl	Col
Kohlrübe	Nabo
Koriander	Cilandro
Kornblume	Aciano
Kresse	Lepidio
Kreuzdorn	Tamujo
Kümmel	Comino
Kürbis	Calabaza
Leinsamen	Linaza
Lindenblüte	Flor del tilo
Lorbeer	Laurel
Löwenzahn	Diente de leon
Mais	Millo
Majoran	Mejorana
Majoran, wilder	Orégano
Malve	Malva
Mandel	Almendra
Mandelbaum	Almendro
Mastixstrauch	Lentisco
Mausohr	Oreja de ratón
Melisse	Melisa
Minze	Hortelana, hierbabuena
Mispel	Níspero
Mispelbaum	Nísperero
Muskatnuss	Moscada
Myrte	Murta
Nussbaum	Nogal

Ochsenzunge	Maleras
Orange	Naranja
Orangenbaum	Naranjo
Orangenblüten	Flor de naranja
Oregano	Orégano
Palme	Palma, Palmera
Papaya	Papaya
Pasoralga bituminosa	Tedera
Petersilie	Perejil
Pimentkraut	Pasote
Polei-Minze	Poleo
Portulak	Verdolaga
Phönizischer Wacholder	Sabina
Radieschen	Rabanito
Reis	Arroz
Roggen	Centeno
Rizinus	Higuerilla
Rumez pulchral	Lavasa
Raute	Ruda
Rebstock	Vid
Reseda	Reseda
Rosmarin	Romero
Salbei	Salvia, Santa Maria
Sarsaparille	Zarzaparilla
Schachtelhalm	Cola de caballo
Scharlachbeere	Hierba camella
Schöllkraut	Celedonia
Schriftfarn	Doradilla
Sellerie	Apio

Silberpappel	Álamo blanco
Spargel	Espárragos
Stachelgurke	Chayote
Stern- Anis	Anís estrellado
Storchschnabel	Pata de graja
Steineiche	Encina
Stinkstrauch	Hediondo
Tabak	Tabaco
Tamariske	Tarjal
Thymian	Tomillo
Trester	Aguardiente
Veilchen	Violeta
Vogelknöterich	Treintanudos
Warzenkraut	Corneta
Wegerich	Llantén
Weihrauch	Incenso
Weinessig	Vinagre
Weiße Bohnen	Habas
Winden	Enredadera
Wurzel	Raiz
Zitrone	Limón
Zitronenkraut	Hierba luisa
Zweizahn, behaarter	Amorseco
Zwiebel	Cebolla

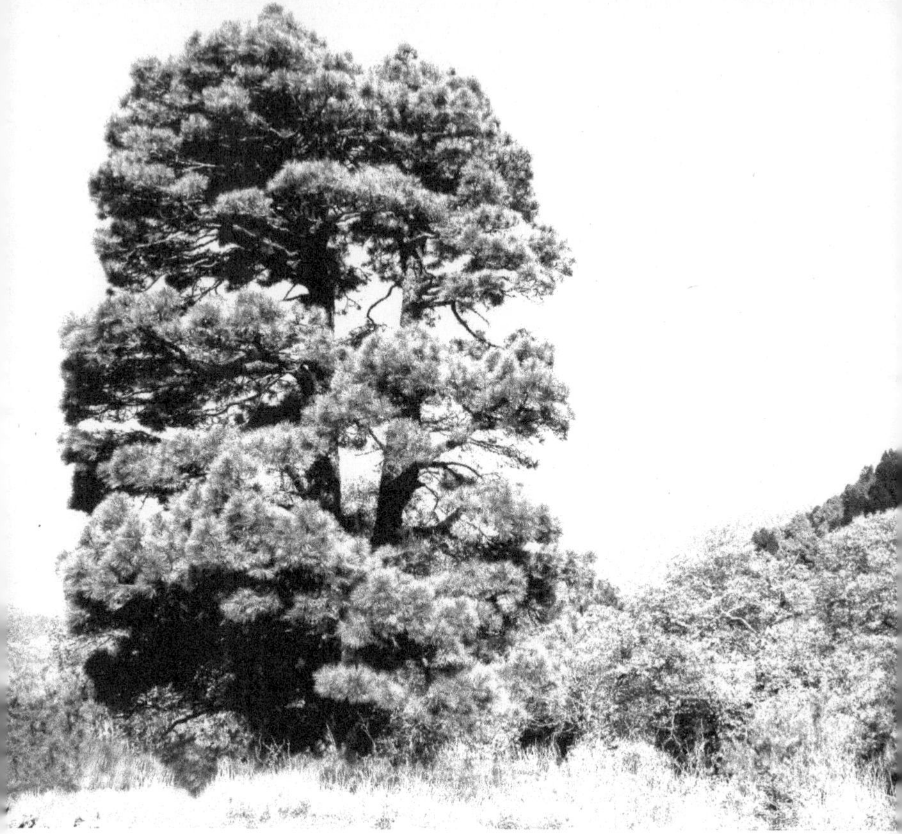

Impressum

© *konkursbuch* Verlag Claudia Gehrke
Überarbeitete Neuausgabe 2013
PF 1621, D – 72006 Tübingen
Telefon: 0049 (0) 7071 66551 Fax: 0049 (0) 7071 63539
www.konkursbuch.com office@konkursbuch.com
Gestaltung: Verlag & Freundinnen. Dank an Barbara Steinle.
Bilder: Verlagsarchiv. S. 128 u. Klappe vorne: Berndt Milde.

Möchten Sie sich über die Romane, Kurzgeschichten, literarischen Reiseführer und historischen Postkarten aus unserer Insel-Reihe informieren?
www.konkursbuch.com/html/kanaren.html
Gerne schicken wir Ihnen auch unseren gedruckten Katalog.

ISBN 978-3-88769-064-9